はじめに

「科学の確実性の根拠をつきとめるためには、その研究を哲学に移さなければならず、さらに哲学の確実性を探るには、どうしてもその研究を科学の方に移さなければならない。この二つの学問は互いに相拠《よ》り相扶《たす》けて、ここにはじめて真の充足的なものとなるのである……。実際、哲学だ、科学だ、と言い張っても、実は楯の裏表でしかない」

と中村天風先生は言われました。

これは、私が師匠である元天風会専務理事の清水榮一先生にはじめてお会いしたときにいただいたコピーの一部です。

そして、「天風は弟子の医者たちに自律神経の研究をすすめていたよ」と教えられました。

一般の人は、「哲学と科学の共通性」などと言うと、たいていは「怪しい神秘論」だと思ってしまうかもしれません。

近代西洋医学は、哲学科の下部組織から発展してきたのです。哲学と科学は、決して対立するものではなく、同じ立場に立つ活動だと理解してもらえるような研究をしなさいとすすめられました。最初の宿題が「心と脳と身体と栄養」でした。

次にお会いしたときは、安岡正篤先生についての宿題です。

安岡正篤『人間学のすすめ』に、

「今まで胃痛や肝臓病というものも肉体の病気だと思っておった。ところがいくら診療を尽くしても治らぬ。薬が効かぬ。だんだん研究していくと、いずくんぞ知らん、それは本人の心の問題だということが判ってきた。

神経、精神の苦悶や衝撃、あるいはストレスといったものが、胃を冒し、肝臓を傷め、心臓に及んでいるのである。したがって、本人の精神を直さぬ限り、いくら薬をやっても駄目である。

こうして考えてみると、胃潰瘍だの心臓病だのというのは、身体の病気か心の病気か判らない。どこからどこまでが肉体で、どこからどこまでが心であるか、なにが心で、なにが物であるか、という区別がなくなってしまった」

とありました。

日本を代表する二人の哲人の話です。

「さぁ〜どうする」です。

「先生、天風先生のあの一番有名な『怒らず、怖れず、悲しまず』の三勿三行《さんこつさんぎょう》が病気の原因ですよ」と適当に答えてしまいました。

九州大学の大木幸介先生の「脳がわからなければ心がわからない」で、私自身、「脳科学ブーム」でしたから、「この三刎三行は、脳内にある小さな小さな神様のひとつ『青班核』のいたずらですよ」とまたまた適当に答えてしまいました。

我ながら本当に脳天気な奴と反省してしまいます。

折々に清水先生からいただいた宿題をまとめて提出。その一部が、この『痛みは生命のメッセージ』です。

先生との出会いで、「ヒトは変えられない、変えられるのは自分自身だ」を実感することができました。奇跡のようなことです。

先生の御遺志をついで、「日本を源氣にする」活動をつづけていきたいと思います。

伊藤　豊

目次

第一章 「われ思う、ゆえに痛み・ストレスあり」

第二章　何が痛みや病気を生じさせているか

第三章　生命のメッセージを受けとめ、気づいたときがチャンス

第四章 言葉一つ変えるだけで、人生は動いていく

第五章　「私はますます良くなっていく」
――天風哲学「やる気・快感サーキット」開発法

第一章

「われ思う、ゆえに痛み・ストレスあり」

「痛み」と「ストレス」とは無縁でいられない人生

生まれてこのかた痛みを感じたことのない人はいません。

そして、ストレスも同様でしょう。

人間の「痛み」と「ストレス」は、この世に生まれた瞬間から、始まります。

いえ、もっと正確に言うなら、それはすでに、お母さんのお腹からこの世に生まれ出ずるまでの通路、産道で始まっています。

まず、赤ちゃんは産道で、生まれる前の記憶を忘れ去るくらいの、恐ろしく強い圧力を受けます。

そしてお母さんの体から出てきたその瞬間、「危機感」にかられて泣き始めます。

赤ちゃんは、それまでは母親の胎内、お母さんのお腹のなかの、あのぬくぬくとしたゆりかごのなかから一気に、「自力で生きていく」世界に踏み出しました。

この生まれた瞬間の「オギャー」という第一声は、赤ちゃんが初めて経験する自力での呼吸です。

この、人間にとって当たり前の「肺呼吸」も、生まれたばかりの赤ちゃんにとっては大きなストレスになるのです。何しろそれまでは、お母さんからへその緒を通して、自動的に酸素供給されていたのに、いきなりその道が閉ざされたのですから。

こうして始まった、「痛み」と「ストレス」とは無縁ではいられない人生。

しかしそれゆえに――、本書をこれから読み進めていくうちにおわかりになると思いますが、この「痛み」と「ストレス」があるゆえに、人間が「自分が人間である」ことを感じることができると言っても過言ではないのです。

痛みは何のためにあるのか

ところで、「痛み」とは、何なのか、どんなものなのでしょうか？

「そんなもの、決まってるじゃないか。痛いと思えばそれが痛みなんだ」

と言われればそれまでですが、この「痛み」というものにも、学会で定められた定義があります。

国際疼痛学会によれば、

「痛みは組織の実質的または潜在的な傷害に伴う深い感覚情動体験、あるいはこのような傷害を言い表す言葉を使って述べられる同様な体験である」

とされています。

これは、一九七四年の学会発足以後、世界各地から、臨床医学者、基礎医学者をはじめ、心理学者たちが選ばれて組織された用語委員会が、五年の歳月をかけて達した定義なのですが、この定義はひとつの大きな前提のうえに成り立っています。

それは、

「痛みは身体のどこかが傷ついた場合に起こる」

ということです。

痛みは、身体の傷によって生まれる感覚。痛みの原因は、身体の傷にある、と。

このことは、痛みが学会によって前記のように定義づけられる前から、誰もが考え、ずっと信じられてきたことだと言えるでしょう。

でも、それは果たして、真に正しいと言えるのでしょうか。

もちろん、けがによって身体のどこかが傷つけば、痛みを感じます。あるいは病気によって、体内の器官や組織、細胞が傷ついたり破壊されたりした場合も、痛みを覚えます。

しかし、痛みをつくっているのは、「傷」だけではありません。

それでは、何が人間に「痛み」を感じさせるのでしょう。何が痛みをつくっているのでしょうか。

それは、人間の「心」や「脳」です。

「心が痛みをつくる」こともあれば、「脳が痛みをつくる」こともあるのです。

そう言うと、多くの方は首をかしげるかもしれません。「心」や「脳」がどうやって痛みをつくるというのか、と。


実は今や、一部の脳科学の研究者たちが、そのメカニズムの仮説を立て、実証をしているのですが、しかし、誰もそんなことを思ってもいなかった頃から、中村天風先生はそうおっしゃっていました。

そしてこれは、研究者たちの研究成果を待つまでもなく、紛れもない真実と言えるのです。

なぜなら——。

そのことは、普段意識していないだけで、実は皆さんの多くが経験しているのではないでしょうか。

「痛みは身体内外のどこかが傷ついた場合に起こる」

ということは、逆に言えば、身体のどこも傷ついていなければ、痛みは起こらない、ということになります。

大けがをしたり、痛みを伴う病気にかかったりしたときには、治療前にはひどい痛みを感じますが、治療を続け、傷や病が徐々に治っていくにしたがって、痛みも引いていくはずです。そしてやがて、傷や病が癒えてしまえば、痛みなど絶対に感じない、ということになります。

けれど、皆さんのなかには、傷が癒えても、病が治ってもなお、痛みだけが延々と残るという経験をしたことのある方もいらっしゃると思います。

あるいは、本来は痛みのある病ではないはずなのに、また、そんな病にかかっているわけでもないのに、なぜか痛みを感じてしまう――そんなことも経験されているかもしれません。

このような場合には、その痛みは「原因不明」とかたづけられてしまうことが多いと思います。しかしそんな「原因不明の痛み」のほとんどには、「原因」があります。

そしてその原因の多くは、ずばり、皆さん自身の「心」や「脳」にあるのです。

さらに――ここからが最も重要なことなのですが、その心や脳にある原因も、元をただせば、実は、皆さん自身の「生き方」に起因、帰結するのです。

このことは、よく覚えておいて頂きたいと思います。

少なくとも本書では、このように「心が痛みをつくる」「脳が痛みをつくる」ことを前提に、そしてその心や脳に痛みをつくらせるのは、皆さん自身である——ということを前提に、お話を進めていくことになります。

この「心が痛みをつくる」「脳が痛みをつくる」そのメカニズムについて知っておくことも大事ですが、しかし何より大事なこと、最も肝要なことは、これから皆さん方ご自身が、

「心や脳が痛みをつくらないような生き方をする」

ことにあります。

そして、「天風哲学」こそ、そのためのこのうえない実践法なのです。

その天風哲学、中村天風先生が極めた、人間として最も幸福に生きるための実践法は、本書では第四章、五章でとくとご紹介するとして、ここでもう少し「痛み」や「病」、それに「ストレス」について、お話ししておくことにします。

「有用な痛み」と「無用な痛み」

さて、痛みには、「有用な痛み」と「無用な痛み」があります。

例えば、国際疼痛学会の定義のように、もしその痛みが「身体の組織の実質的な、あるいは潜在的な傷害」に原因があるのであれば、その痛みは「有用な痛み」です。

なぜなら、その痛みがあるから、私たちは身体に傷があると認識でき、あるいは「今のところ目には見えない、その他の自覚症状はないけれど、身体のどこかに病や異常が生じているかもしれない」と推測できるからです。

そうして、然るべき治療を受けたり検査を受けたりして、大事に至ることを未然に防ぐこともできるからです。

いわば、このような痛みは身体に危機が生じている、あるいは生じつつあるとのＳＯＳサインなのです。

そのような痛みは、人間の身体にとって「有用な痛み」です。身体が健康を維持していくためには、「必要な痛み」です。

一方で、心や脳がつくる痛みは、身体にとっては「無用な痛み」のように思えるかもしれません。その痛みによって、生活に支障が生じたり、気持ちまでウツウツと病んでしまったりすることがあれば、なおさらでしょう。無用どころか、あるべからざる痛みとさえ思われても仕方ありません。

しかし、そんな無用に思える痛みこそ、実は、人間の「生」、内なる「生命」からのメッセージなのです。

人が人として生きていくために、必要なメッセージです。

「心や脳が痛みをつくらないような生き方をする」

その重要性に気づき、実践を心がけるチャンスとなるのですから。

話が戻りますが、ちなみに、傷による痛みも、心や脳がつくる痛みも、いずれも「脳」が感じています。

このことは、すでに一七世紀にある数学者・哲学者によって唱えられていたことですが、その数学者・哲学者が、「われ思う、ゆえに我あり」の言葉で有名な、ルネ・デカルトです。

原因があるから結果がある～「デカルトの『痛み』の伝達路」に欠如しているもの

多くの人は、「原因があるから、結果がある」と思われているのではないでしょうか。

全面的に間違いではないのですが、これにはひとつ、条件がつきます。原因があっても、「ご縁」（因果関係）がなければ、結果は、ありません。

「われ思う、ゆえに我あり」

前述の通り、これは言わずと知れた、ルネ・デカルトの有名な言葉ですね。

そのデカルトは、「物（身体）は延長を本質とし、心（精神）は非延長的な思考を本質とするから、両者は異質な二実体である」という「心身二元論」を唱えました。

この、宗教裁判真っただなかの時代に生まれた考え方が、その後何世紀にもわたって脈々と受け継がれてきたのですが、しかしこのデカルトの心身二元論は、明らかに誤りです。

彼は、人間の身体を機械と同じように考えたのです。

ちなみに、第二章、三章で少し詳しくお話しすることになりますが、現代西洋医学の医療法の底流には、このデカルトの考え方があります。

さて、デカルトは、感覚の伝わり方を、解剖学的および生理学的に研究し、「痛み」の伝達路について次のような仮説を立てました。

「痛みは、触覚や他の感覚とは別の伝達経路を持つ独特の感覚であり、無数の糸のような神経を介して、皮膚から脳に伝わる」

つまり、一七世紀のデカルトの仮説には、神経系の概念がすでに含まれていたということです。

当時の考え方としては、画期的なものです。痛みの信号が、異常の起きた部位から脳に伝わる様子は、ひもを引くと鐘がなるのに似ていると考えたのです。

この、「脳が痛みを感じる」ということだけは、今でも十分通用します。

しかし、こんなに単純でないことは、これまでの私のお話で、うすうす感じとられていることと思います。

「痛み」や「病気」はなぜ起こる?

「痛み」や「病気」はなぜ起こるのか――。

これまでお話ししたことを前提にこの問いを言い換えるなら、

「心や脳は、どのようにして痛みをつくり、病気をつくるのか」

あるいは、

「心や脳は、なぜ痛みをつくり、病気をつくるのか」

ということになるでしょう。

ここで先に、「結論」から申し上げましょう。

「痛みの大半は、心の緊張や抑圧された感情が、『痛み』という身体的に注目できる形で、『痛み』として発現するもの」です。

この「心の緊張」、「抑圧された感情」は、皆さんがよく言うところの「ストレス」というものです。

皆さんもなんとなく、

「ストレスで病気になる」

ということには、うなずけるのではないでしょうか。

「ストレスによる病気」といえば、例えばうつなどの精神疾患などを思い浮かべる人も多いと思いますが、精神疾患に限らず、ガンにしても循環器系の病気にしても、脳血管系の病気にしても、はたまた感染症にしても、この世のありとあらゆる病に、ストレスは無関係ではありません。

ストレスによって免疫力が低下したり、自律神経のバランスが崩れたりして、それが病気にかかりやすくなったり、病気の誘因になったりすることを、医者の話やマスコミの情報などから聞き知っている方も多いと思います。

ただ、本書でいう「ストレスで病気になる」、「ストレスが原因で痛みを発現する」ということは、「ストレス→免疫系への影響」、「ストレス→自律神経の失調」という単純な方程式だけではない、もう少し複雑な因果関係になります。

そのように方程式を複雑にしているのが、「心」、また「感情」なのです。

外的ストレスにせよ、内的ストレスにせよ、「心」はストレスを嫌います。

そこで、ストレスを受けた「心」は、身体の臓器から組織からすべてを支配・管理している脳に働きかけて、その脳の支配・管理者たる権威を利用して、様々な症状を引き起こさせるのです。

それは、なんのためでしょうか。

身体に異常を起こすことで、人間の注意・意識を、「心」にではなく、身体に向けるためです。そうやって「心」はストレスから逃げているのです。

ところで、ストレス研究の第一人者として有名な、カナダ出身のセリエ博士のいう「ストレス」とは、圧力でも、条件でも、人を試し、何らかのプレッシャーを与えるものをすべてストレスとしました。

人に加わるストレスは、外的なものと内的なものがあります。

病気のほか、仕事、経済的な問題、転職、引越し、育児、老親の介護等々は、「外的ストレス」です。

働き過ぎや不規則な生活も、仮に自分自身がストレスとは意識していなくても、身体には大きなストレスになっています。

また、個人の性格特性である良心性や、完全主義、優越指向などは「内的ストレス」といわれています。

この内的ストレスを生じさせるのは、薄っぺらな価値観です。「こうあらねばならない」「そうあるべき」という思い込み、「人より優れていると思われたい」「出世したい」という欲望が「ストレス」を生み、「緊張」（受け入れがたいがための抑圧された感情）を生み出してしまうのです。

また、外的ストレスにしても、転職や引越し、育児、介護などがそうであるように、多くは、ひとことで言ってしまえば「人間関係」によるストレスです。この人間関係は、究極的には「心」に左右されます。

「ストレスで病気になる」の例～交感神経過緊張と副交感神経過緊張

前述の通り、精神的ストレス（心の悩みや不安）や、身体的ストレス（働き過ぎや不規則な生活）によって、自律神経のバランスが崩れ、病気の誘因となる――病をつくり、「病気」にしていきます。

自律神経は、「交感神経」と「副交感神経」の二つのシステムで、バランスをとっています。そのしくみは、次頁の図の通りです。

交感神経は「運動性」「活動」の神経で、「闘争か逃走か」の神経とも呼ばれます。「アドレナリン」や「ノルアドレナリン」「ドーパミン」などの神経伝達物質によって興奮・活性化します。

一方の副交感神経は、「鎮静」「リラックス」の神経で、「アセチルコリン」などの神経伝達物質によって興奮・活性化します。

これらの神経が、シーソーのように互いのバランスを取り合いながら、人間の身体は正常に、健康に保たれています。

しかし、ストレスによって、いずれか一方のみが過剰に有位になる＝過緊張になると、様々な症状を引き起こします。

例えば、交感神経が過緊張になった場合には、組織や細胞が傷ついたり破壊されたりして、胃潰瘍や糖尿病、甲状腺機能障害、肝炎を起こしたり、組織の老化によって動脈硬化が起こりやすくなったり、排泄・分泌機能が低下して便秘や胆石、脂肪肝など、そのほか眼精疲労や味覚症状、不眠などの睡眠障害、そして、免疫系の働きが低下して、ウイルスによる感染症などにかかりやすくなります。

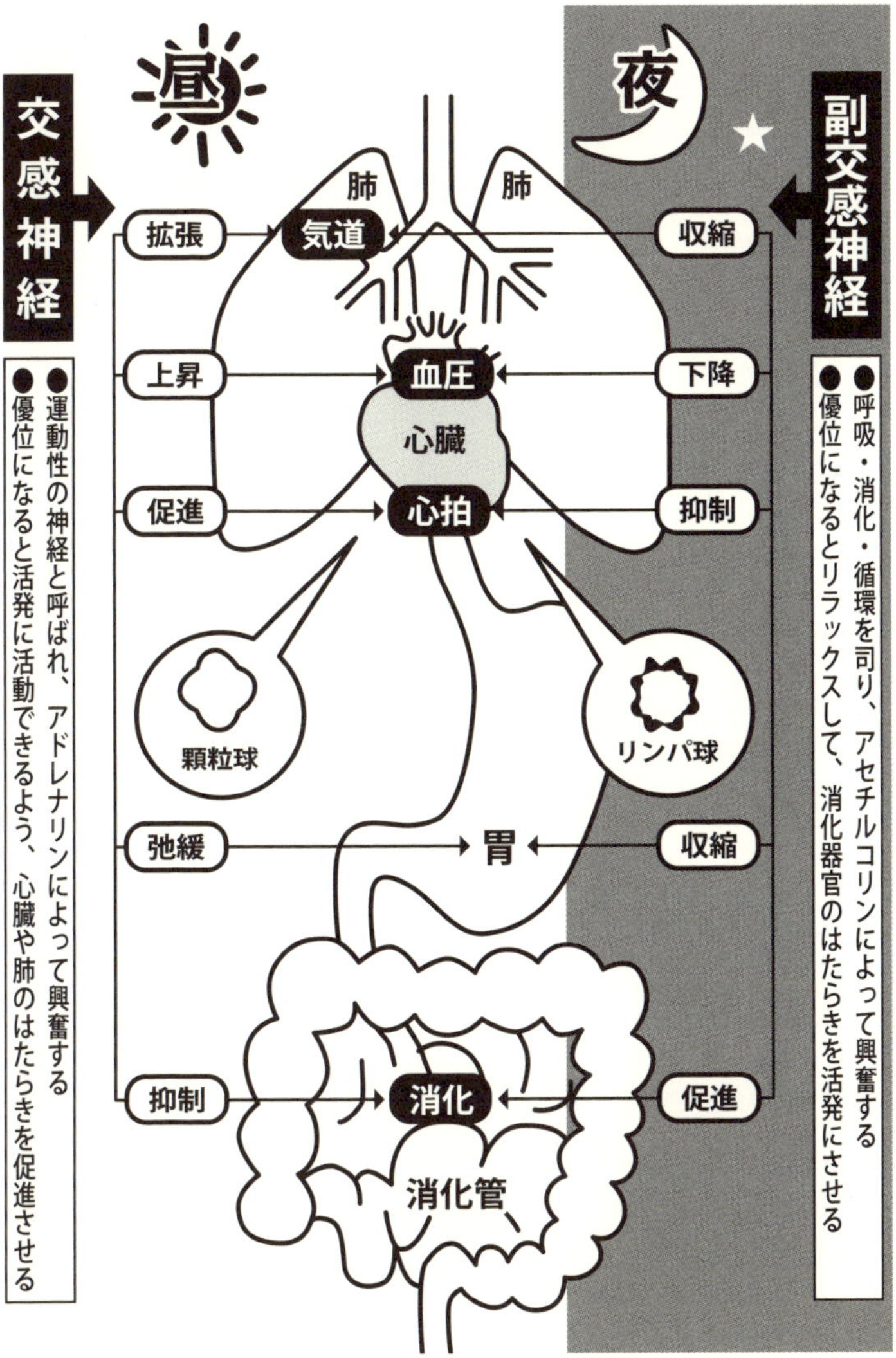

昼
夜
交感神経
副交感神経
肺
肺
拡張
気道
収縮
上昇
血圧
下降
心臓
促進
心拍
抑制
顆粒球
リンパ球
弛緩
胃
収縮
抑制
消化
促進
消化管
●運動性の神経と呼ばれ、アドレナリンによって興奮する
●優位になると活発に活動できるよう、心臓や肺のはたらきを促進させる
●呼吸・消化・循環を司り、アセチルコリンによって興奮する
●優位になるとリラックスして、消化器官のはたらきを活発にさせる

一方の副交感神経が過緊張になった場合には、アトピーやぜん息などのアレルギー疾患、血流が過剰に増加することによる頭痛やのぼせ、排泄・分泌機能が過剰になるために下痢や骨粗しょう症、その他、知覚過敏や、エネルギー代謝が低下することによる肥満などが挙げられます。

天風哲学「怒るな、怖れるな、悲しむな」の脳科学的意義

さて、天風先生のお言葉で非常に知られているもののなかに、

「怒るな、怖れるな、悲しむな」

という言葉があります。

私はこれこそ、痛みや病気の本質を表していると思います。

なぜなら、「怒り・怖れ・悲しみ」などの感情は、ノルアドレナリンの分泌を促し、交感神経をどんどん活発にして、そしてしまいには、過緊張を引き起こします。

高血圧の人が、激しい怒りに見舞われると一気に血圧が上がって、脳卒中などを起こすことがあるのも、怒りによってノルアドレナリンが暴走するからです。

このように、痛みや多くの病気は、「心」が「脳」に命じてつくり出します。それゆえ、第二章や三章でもお話ししていますが、「心」の問題を解決しない限り、痛みや病気を根治させることは難しいのです。

一方で、「心」が変われば「脳」が変わり、そうして「身体」を変える、痛みや病の不安や苦痛から解放されることもできるのです。

これこそ、天風先生の「心身統一法」の極意です。

天風先生自身は、医者ではありませんが、弟子たちに、自律神経の研究を進めさせました。それというのも、「心」や「脳」が病をつくることを知っていたからでしょう。

「心」が「脳」に命じて、痛みや病を起こさせる。

それをストップさせるには、根本の「心」を変えなければなりませんが、それと同時に、「脳の働かせ方」のコツを知ることも大切です。

つまり、「意識的に、上手に脳を働かせる」ことで、痛みや病とは無縁の、健康的な生活、健全で幸福な人生を送れるようになるからです。

これは脳科学の話になるのですが、詳しいことは、脳科学者たちの著書に譲るとして、ここではあくまで「上手な脳の働かせ方」を実践するにあたっての参考までに、ごくごく簡単に、脳の働きを俯瞰してみます。

「脳」とひとくちに言っても、人間の脳はいくつものパーツに分かれ、そのパーツごとに、身体機能の支配・管理の領域や機能が異なります。

そしてまた、各パーツは、縦横無尽に走る神経系によって、結ばれています。

それを図示したのが、次頁の図「人間の重要な脳と配線模型」です。

これらの脳のパーツのうち、どのパーツを働かせればよいのか、どのパーツをおとなしくさせておいたほうがよいのか。

それを自分でコントロールできるようになれば、私たちは自ずと健康で幸福な人生に羅針盤を合わせることができるのですが、私たちは、脳を直接コントロールすることは、できません。

そこで、「心」を変えることによって、「脳」を変える、というステップが必要になるわけです。

人間の重要な脳と配線模型

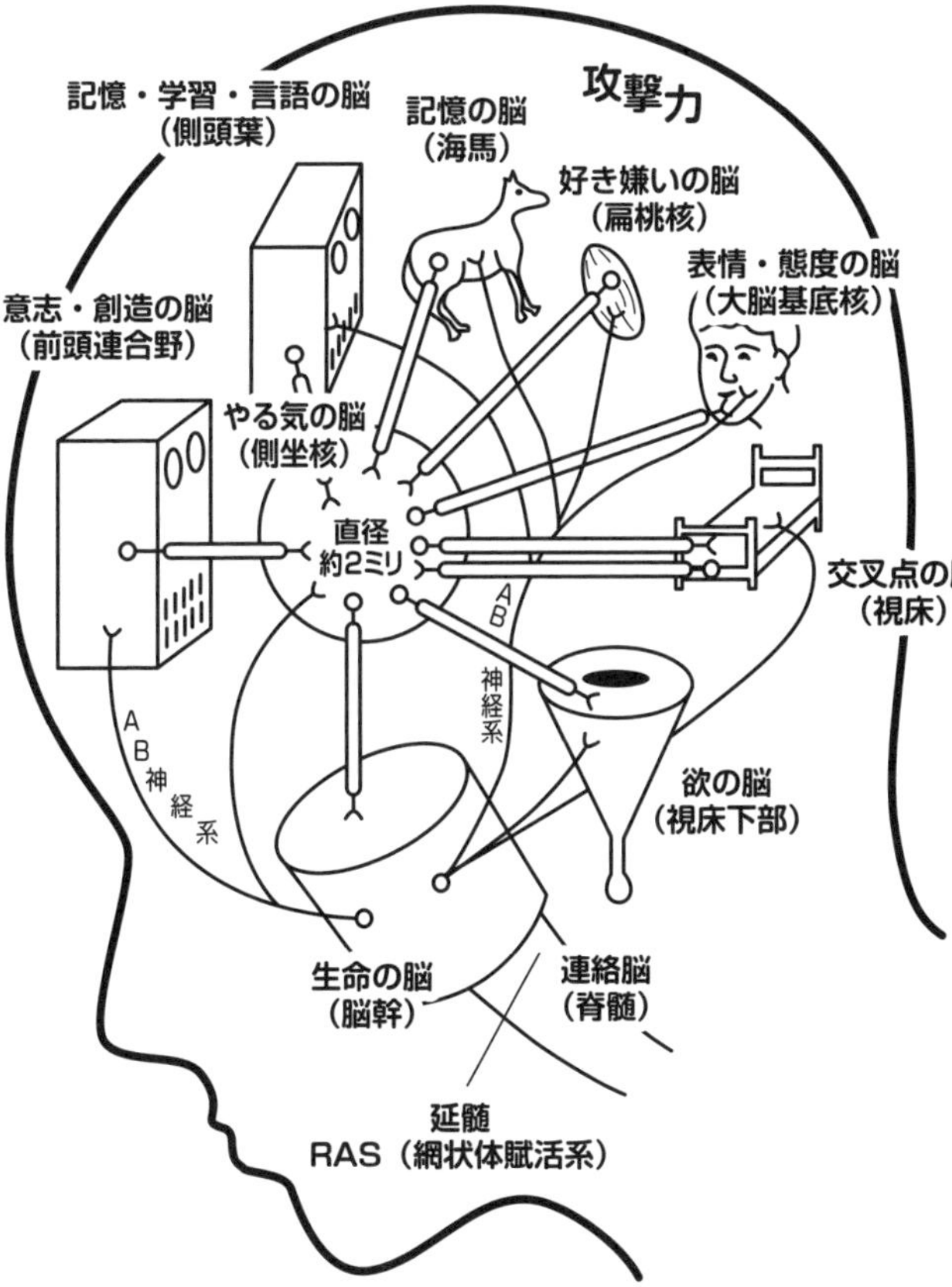

攻撃力
記憶・学習・言語の脳
（側頭葉）
記憶の脳
（海馬）
好き嫌いの脳
（扁桃核）
表情・態度の脳
（大脳基底核）
意志・創造の脳
（前頭連合野）
やる気の脳
（側坐核）
直径
約2ミリ
交叉点の脳
（視床）
AB神経系
AB神経系
欲の脳
（視床下部）
生命の脳
（脳幹）
連絡脳
（脊髄）
延髄
RAS（網状体賦活系）

脳の各パーツとその働きなどについては、先に申し上げた通り、脳科学の分野の話で、これらをすべて網羅するとなると、それだけで一冊の本になるほどのボリュームになってしまいます。

ここではもっぱら、天風先生の「怒るな・怖れるな・悲しむな」の奥義をより深く理解して頂くために、怒り・怖れ・悲しみの脳「青斑核」について、簡単にではありますが、お話ししておきたいと思います。

怒り・怖れ・悲しみの脳「青斑核」

「青斑核」は、不安・恐怖の源です。

青斑核ノルアドレナリン系の役割は、様々な感情情報を脳内で統合し、処理すること。とりわけ私たちが生存するために必要な感情、取捨選択する回路と言えます。

この働きによって、私たちの生存にとって有害で危険な情報を察知するや、「警報」を発するシステムということもできます。

例えば、指先をナイフでうっかり切ってしまったとしましょう。

「痛い！」と、とっさにもう片方の手で指を押さえますが、指先からは真っ赤な血が噴き出してきます。指はズキズキと痛み、胸はドキドキ、バクバク、鳥肌が立ち、目は点に、そして冷や汗も出てきました……。

――と、こんな情報は150ミリ／秒という速さで、全脳、そして全身を駆け巡ります。

こうなると、全脳・全身が交感神経過緊張状態です。

「そんな、指先をちょっと切ったくらいで、大げさな……」

と思われるかもしれませんが、「自分脳」にとって想定外のものには、それが小さな刺激か大きな刺激かに関係なく、伝達されてしまうのです。

しかしもし、ここで、「青斑核は、不安・恐怖を起こす中心的なパーツだ」と理解していれば、このような状況に陥っても、

「おお、今、青斑核が興奮しているようだな」

と、学習している大脳皮質や側頭葉、海馬が、興奮を鎮めてくれるのです。

しかし、青斑核の興奮という知識がなく、想定外の経験・学習もしたこともないことに対峙すると、いきなり「パニック」に陥るのです。

ちなみに、パニック障害では、「自律神経発作」「予期不安」「恐怖症・回避行動」という症状が現れますが、興奮を鎮めてくれる脳が働いてくれないからこのような症状が起きるのです。

さて、興奮を鎮めてくれる脳が上手く働くことなく、視床下部に達した青斑核神経細胞の興奮は、脈を速くし、血圧を上げ、汗を拭き出させ、毛を逆立て、瞳を開かせるのです。

そして呼吸が速くなってくると、炭酸ガスを感知する部位が過敏に反応して、「このままだと窒息してしまう」という警報を出します。

これで、不安に恐怖が輪をかけてフル回転し、情報が「予期不安回路」を突っ走り、脳内から全身に至るまで、様々な症状が津波のように襲ってくるのです。

パニック発作、激しい恐怖感、発作時に認知された行動や周囲の状況。

これら三つが、脳のなかで「セット」になって、一つの情報として学習され、イメージが固定され、棲みつきます。

そうして「二次感情」が増幅されます。

二次感情とは、例えばこの「指先をうっかりナイフで切ってしまった」例でいえば、

「こんな使いにくいナイフを作ったヤツが悪いんだ」

「そもそもなんで、私がこんなナイフを使って作業しなければならないんだ！」

というような感情です。「指先をうっかりナイフで切ってしまった」ことに対する直接的な感情ではなく、「風が吹けば桶屋がもうかる」式の、芋づる的に発生した感情のこと

です。

さて、このように青斑核が警報を発すると、まず、注意力が高まり、「怖れ」がやってきて、「闘争か逃走か」という緊急事態に対応する態勢を素早く整えます。

心臓の動悸、冷や汗、鳥肌が立つ……などの症状――ストレス反応が現れるのも、生命生存に必要なものが優先されるからです。一方で、食欲、性欲、睡眠欲等、不要不急の欲求は抑えられることになります。

ストレス反応は、いわば、個体を守るための大切な防衛システムなのです。こんな火急の事態にあってリラックスしていては、生き残れないのですから。

また、青斑核の警報が、好き嫌いの脳の「扁桃核」や記憶の脳の「海馬」に伝えられ、「何が脅威で何が脅威でないか」を感知し、創造の脳「前頭前野」に指示を仰ぎます。

ここで、「直感は理性よりも強し」の如く、〝動物脳〟である大脳辺縁系のほうが、大脳皮質よりも優先されてしまうため、ますます感情的に、パニックに陥るのですが、これは当たり前の反応なのです。

感情に善悪はありません。当たり前の反応に対処するための「方法論」を知らなければ、経験したことがなければ、これは仕方のないことです。

そこで、この「方法論」を知り、経験して、このようなときにも動物脳（大脳辺縁系）ではなく、人間脳の大脳皮質系を優位にするために、私は皆さんにも天風哲学を学び、ぜひ、実践して頂きたいと思っているのです。


現代は「ストレス社会」と言われています。人生ストレスだらけです。

しかし、冒頭で申し上げた通り、人間はもともと、誕生の瞬間からストレスと付き合う定めにあります。それは、太古の昔から何ら変わっていないのです。

変わったのは、人間の「ストレス耐性」なのです。

太古の人間は、自らに備わったストレス耐性、ストレスに対抗する力を引き出す術を、経験を通して知り、活用し、実践していたのです。

それゆえ、野生の外敵に襲われることがあっても、絶滅することなく、生き延びてこられたのです。

ところが物があふれ、物欲が刺激され、そして生活が便利になればなるほど、人間が本来持つ能力を発揮する力は低下していきました。それがストレスを増長しています。

そして、この「ストレス」の一番の原因は、「人間関係」にあります。

この人間関係を築くために最も重要な要素は、コミュニケーション能力です。コミュニケーション能力は、人間関係のなかで、様々な軋轢や葛藤を繰り返して初めて身につくものです。

ところが、この物質文明社会のなかにあり、しかも誤った個人主義、自己中心主義が跋扈しているなかでは、こうした軋轢や葛藤を乗り越えなくても生きていこうと思えば生きていけるのです。お金さえあれば、鳥や野獣のように生きていけるのです。

そのような状況下で、現代人のコミュニケーション能力はますます乏しくなり、その結果、ストレス耐性も劇的に低下しているのです。

しかし、果たしてこのままで、人間はこれからも生き延び続けていくことができるのでしょうか。「動物」として、ではなく、「人間」として――。

人間が人間として生きていくためには、人間に本来備わっている能力、太古の昔から脈々と受け継がれている（潜在的に持っている）能力を引き出し、それらを駆使して生きていくことが大切なのです。

そのような生き方をしているか、していないか。

「痛み」や「病」は、その「サイン」であり、生きる本能からの、「生命からのメッセージ」なのです。

第二章

何が痛みや病気を生じさせているか

「判断は本能」

「直観は理性より数倍強い」

と、天風先生はおっしゃっています。

「理性心は理屈をこねる家庭教師のようなもの」、「本能心は親の言うことを聞かないわがままな子供のようなもの」と考えてみるとわかりやすいでしょう。

理性心は、理非曲直、是非善悪を見分けることができますが、本能心を制御することはできません。それゆえ、理性というものを標準にして生きようとすることはできないのです。

不安や悩み、取越苦労は、自分勝手に起きてしまいます。理性で制御できるものでは、ありません。

一方、「本能のエネルギー」は、この「理性のエネルギー」より数倍の強さがあるのです。この「本能のエネルギー」を駆使することで、脳は活性化、フル回転します。

このことを踏まえたうえで、この章では、「何が痛みや病気を生じさせているか」「その痛みや病気を根源的に解消するにはどうしたらよいか」について、その大枠をお話ししておきたいと思います。

日本人は「取越苦労民族」!?

「不安や悩み、取越苦労は、自分勝手に起きてしまう」と、前述しましたが、日本人はこの傾向がとりわけ強いと言えます。

それは民族性とも言えるものですが、この民族性にも、れっきとした「科学的根拠」があるのです。

以下、『「しなやか脳」でストレスを消す技術』（篠原菊紀氏著）という本に書かれていたことを要約してお話ししましょう。

心の安定に大きくかかわる脳内物質「セロトニン」に関係する遺伝子に、「5－HTTLLRのSタイプ」という遺伝子があるそうですが、これが「不安遺伝子」と言われるものです。

そして、遺伝子は常に「対」になっているので、

①対のそれぞれがこのSタイプを持っている人（＝二つのSタイプを持つ）
②対の片方のみが持っている人（＝一つのSタイプを持つ）
③対のいずれもSタイプを持たない人（＝Sタイプを持たない）

がいることになります。

これらのうち、①の二つのSタイプを持つ人は、アメリカ人の白人では四〇%、黒人では二四・五%に過ぎません。

ところが、日本人はなんと、七三・三%を占めています。さらに、②の一つのSタイプを持つ人を合わせると、なんと九八%にのぼるといいます。

つまり、日本人一〇〇人のうち九八人が、Sタイプを持っているということ。

ですからそもそも日本人は、不安を抱きやすくネガティヴにものごとをとらえやすい民族なのです。「こうなったら、どうしよう」と、いつもいつも、過去・現在・未来を心配している、「取越苦労民族」なのです。

このことは、十分に自覚しておいたほうがよいでしょう。自覚したうえで、その「取越苦労性」からの脱却を、意識的に図らなければなりません。

と言っても、自分の遺伝子を組み換える――なんてことは不可能ですね。

しかし、遺伝子は変えられなくても、「習慣」や「生き方」は変えられます。

その術も、天風哲学から学ぶことができます。

これらのことを意識しながら、さらに本書を読み進めていってください。

「不安」や「恐怖」は、人が生き、成長していくために必要な「アラーム」

「不安」は、人間が肉体的、または精神的に危険な状況におかれたときに起こる、自然の感情だということができます。

例えば、生命や名誉、家族、財産、社会的地位など、その人にとって価値あるものが何者かによって脅かされていると感じたときに、「不安」が生じますが、そのシステムは、第一章でもお話しした通り、「精神的に危険な状況に置かれる」と、「怒る・怖れる・悲しむ脳」である「青斑核」が興奮し、不安感や恐怖感という形で、「生存にとって有害で危険なものが存在している」アラーム（警報）が発せられるというわけです。

このように「不安」というものが一種の「危険に対するアラーム」なのだとすれば、この「不安」は、人間が生き続けるために、さらに肉体的にも精神的にも向上していくために必要なものということもできるのです。

『新古今和歌集』のなかで、西行法師もこう言っています。

「風に靡《なび》くふじの煙の空に消えて行方も知らぬわが思いかな」

（風になびく富士山の煙が行方も知れずに消えていく。そのように、自分はこの先どうなるのかと、はてしない思いにとらわれるのだ）

不安や恐怖によって、危険な状況の存在をあらためて認識し、その危険な状況を打破するためにどうするかを考え、行動することもあるでしょう。

ふと抱いた不安感から、西行法師のように将来の自らの行く末に思いを巡らせることもあるでしょう。

そうしたことによって人は、生命の危機を脱することもできれば、人間的に成長することもできるからです。

ただ厄介なのは、人は不安や恐怖を感じたその後に、本来あるべからざる二次反応、三次反応へと進んでしまいがちなことです。

つまり、「不安や恐怖」から「危機からの脱出・人間的な成長」へつながっていくというのが本来の「正しいプログラミング」だとすると、一方で、「間違ったプログラミング」があり、その間違ったプログラミングによる反応が次々と起きてしまうということです。

そのような間違ったプログラミングは、ある出来事や体験、また外からの「情報」がきっかけで、人のなかにつくられてしまうことが往々にしてあります。

いわゆる「トラウマ」も、ある体験を通して、人のなかに間違ったプログラミングが作成されてしまった結果なのです。

このような間違ったプログラミングは、人のなかにいったん形成されてしまうと、なかなか消し難いものです。

記憶の脳「海馬」が記憶し、側頭葉が学習し、顕在意識及び潜在意識にインプットされてしまうからです。

こうして人間はこのように、本来の正しいプログラミングと同じくらい、いや、それ以上の〝間違ったプログラミング〟を抱えているのです。肉体的にも精神的にも害を及ぼす「マイナス因子」が、人間の心の中にあふれているのです。

不安や恐怖は「痛み」を増長し、様々な症状を引き起こす

ところで、肉体的にも精神的にも害を及ぼす「マイナス因子」の代表に、「痛み」があります。

私たち一人ひとりの痛みの感じ方は、生まれ、育ち、躾《しつ》け、環境等々によって無限大に異なります。ショックやトラウマの大きさも、疼痛や灼熱感の感じ方も、だれ一人として

同じではありません。

そのほかに、痛みの感じ方には、私たちが気づいているもの、気づいていないものを含め、実に様々な感情も反映されています。

また、私たちが痛みに対してどのように身構えるのか、つまり、痛みに対してどの程度の不安や恐怖を抱くかによっても、痛みの感じ方は変わってきます。

激しい不安感が長く続くと、不安が痛みを悪化させ、悪化した痛みがさらに不安をかきたてるという、悪循環を引き起こすのです。

さらに、「不安」や「恐怖」が独り歩きをして、心身に様々な症状を引き起こすことがあります。

このように「不安や恐怖で症状が出る」なんて――誰も思っていないかもしれません。でも、あのマスメディアが作りあげた恐怖の病名「ムチ打ち症」を思い出してみてください。

ちなみに、ムチ打ち症の症状としては、
●心臓の動悸や胸の痛み、顔面蒼白、冷や汗、血圧低下などの心臓・血管系の症状
●口の乾き、腹痛、吐き気、嘔吐、食欲不振、飲みこみ困難などの消化器系の症状
●呼吸困難、ため息、息切れ、胸をしめ付けられる感じなどの呼吸器系の症状

●頭痛、頸部痛、腰痛、手足のしびれ感、めまい、震えなどの神経系の症状
●頻尿、排尿困難、インポテンツなどの泌尿器系の症状
●その他、全身各種の痛み、筋肉のケイレン、肩こり等々の症状
が現れます。

もし仮にこのような症状が現れたとしたら、それは「一次反応」と言うべきものです。しかし、この一次反応だけでコトがおさまらないのが、常なのです。

自分にとって宝物である愛車が、突然、後方からノーブレーキで突っこんできた車によって、あき缶がつぶれるように、グチャ、バキバキと悲鳴をあげる。あわてて車を降りると、な、なんと……。

こうして、命の次に大切な愛車に起こった出来事を認識するや、あなたは多分、「バカヤロー」で怒りの回路をフル回転させるでしょう。そして瞬時に——150ミリ／秒というとてつもない速さで、自律神経の反応が全身にくまなく伝達され、交感神経過緊張状態をひきおこすことになるのですが。

ここで、車の追突事故にお定まりの「ムチ打ち症」がどのような経緯をたどることになるのか、見てみましょう。

まず、翌朝起きたら、頸部の違和感に頭痛、右上肢のしびれ感が現れていたとします。「ムチ打ち」の典型的症状ですね。

ここまでは、一次反応です。

しかし、この一次反応だけでコトがおさまらないのが、常なのです。

痛みやしびれの辛さに、「なんで俺が……」と、再び怒りが蘇ってきます。

「俺はただ右折しようとしていただけなのに、なんであのオマワリの野郎、三対七で俺にも非があるなんて言うのか⁉」「インターネットの保険会社なんて、イザというときにあてにならないじゃないか？」「小難しいことばかり言って、まともに治してくれやしない、ヤブ医者め！」……等々、警察、保険会社、医者に対する不満憤懣が、次々と、フツフツと湧き上がってきます。

これが「二次反応」。

さらに、

「おいおい、もしかして、会社を長期に休まなければならないハメになって、そのうちリストラかよ……？」

と、「最悪の事態」にまで想像は膨らんでいき、「三次反応」へと突き進んでいきます。

そんな想像が再び怒りを蘇らせ、忘れかけていた痛みやしびれが再び襲ってきて、そしてまた怒りと不安が心を覆う……。

それもこれも、日本人の常識として（?）、「車で追突されると、ムチ打ち症になる」「一度ムチ打ち症になったら、一生治らない」とプログラミングされているからです。「車で追突＝一生治らないムチ打ち症に煩わされる」という不安と恐怖が、次々とネガティヴな発想と感情の連鎖を生み出していくからです。

そしてそんなネガティヴな想像は、ますます不安と恐怖をかきたて、その不安と恐怖がますます痛みやムチ打ちの症状を悪化させていく……という悪循環に陥らせます。

“プログラミング”が恐怖心を煽る

不安や恐怖があると、ついつい「何か悪いことが起こるに違いない」とマイナスの方向の予測をしてしまうものです。

恐怖は、想像力の副産物とも言えるでしょう。

さらに、この先起きるであろう出来事に対し、このようにマイナスの想像力を働かすこ

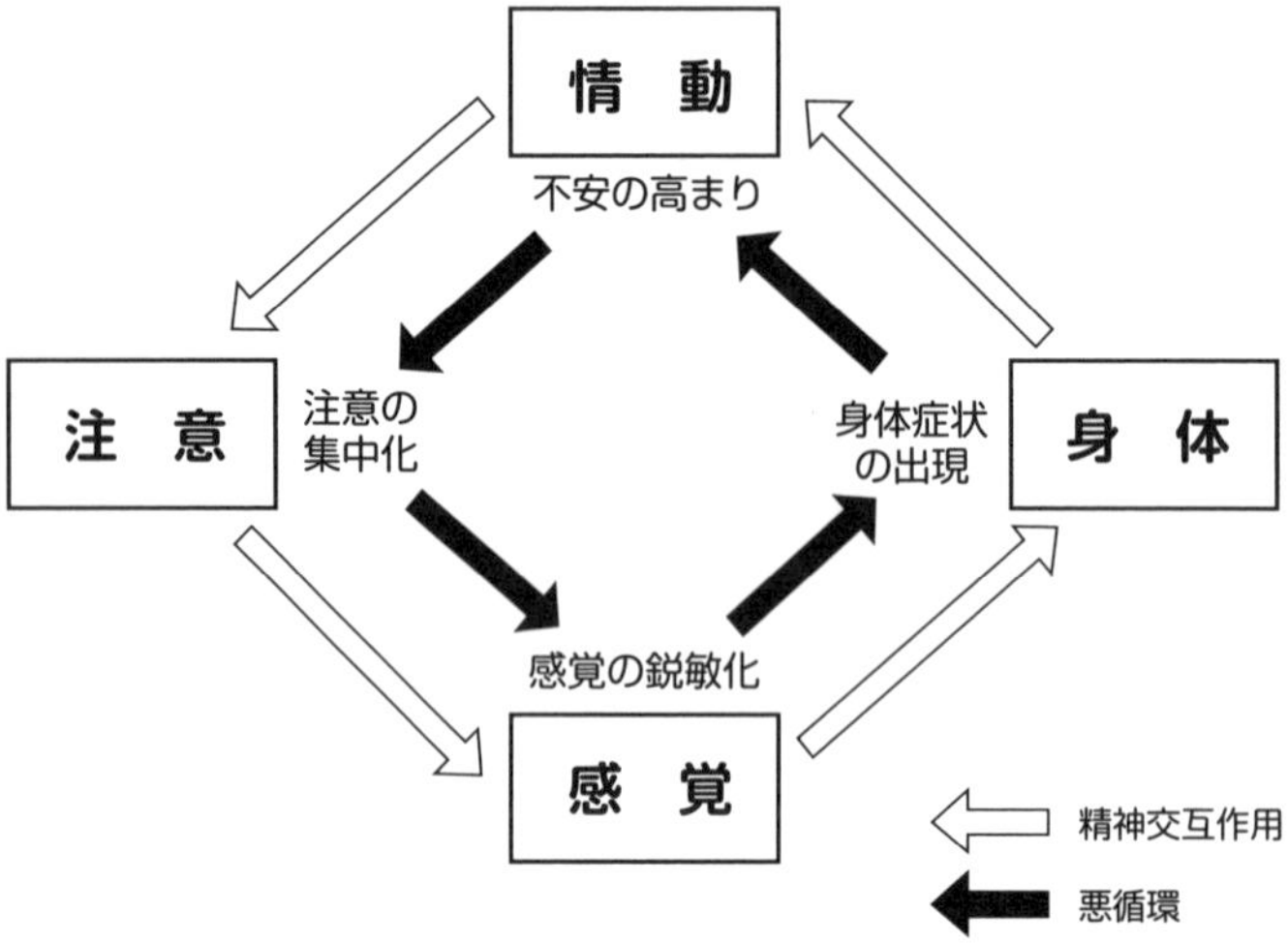

とによって、さらに恐怖が生まれてきてしまいます。

しかし、すべての人に、この「ネガティブの連鎖」が発生するわけではありません。例えば、ある二人の人間が飛行機に乗りこもうとしているとします。

一人は、空の旅が楽しみでしかたがありません。

「この前みたいにおいしい食事が出てくると、最高だな。本もゆっくり読めそうだ。寝る時間もたっぷり取れるぞ……」

一方、もう一人のほうは恐怖に震え、思い浮かぶのは大惨事ばかり。

「離陸に失敗しないだろうか?」「飛行中にエンジンが火を噴いたらどうしよう」「パイロットが操縦を誤るかもしれない、

そうなったら、海の真ん中に突っ込んで溺れ死ぬかも……」

まったく同じ飛行機に乗っていても、これだけ違うのです。

もっとも、恐怖心でいっぱいの人自身も、実は、自分が心配しすぎなのだということは、ちゃんとわかっているのです。

しかし、想像力、またはそれによって生まれる「恐怖心」と、意志の力（頭でわかっている「理性」）と争った場合、常に勝ちを収めるのは想像力のほうなのです。

たとえ、その想像にまったく根拠がなくても――です。

実際には飛行機から変な音がしているわけでもない。まだ、何も起こってはいないのです。それなのに、人間の豊かな想像力はマイナスの予測をし、頭の中に最悪のイメージを鮮明に描き続けるのです。自分自身の想像力によって、その人の心はどんどん頑《かたくな》になってしまうのです。

では、そのような恐怖心（マイナスの予測）は、いったいどこから生まれてくるのでしょうか？

答えは、「思い込み」です。この「思い込み」こそが、恐怖の生みの親です。

それでは、この「思い込み」の源、恐ろしいことが起こるに違いないと思い込ませてしまう元凶は、いったい何なのでしょうか?

それは〝プログラミング〟です。過去のプログラミングによって、強力な思い込みが生まれるのです。


例えば、私は典型的な高所恐怖症なのですが、この高所恐怖の実体は、「落ちることへの恐怖」です。

そしてこの「落ちることへの恐怖」は、実は、人間が生まれ持った本能なのです。

遠い太古の昔、人間の祖先であるサルは、樹上で生活していました。その遠い先祖から、人間は「落ちることへの恐怖」を受け継いでいるのです。

このように私たち人間すべてに、落ちることへの恐怖心が生まれつき備わっているのですが、それではなぜ、飛行機を怖がる人がいる一方で、怖がらない人がいるのでしょうか。

この答えもまた、プログラミングにあります。


飛行機への恐怖は、必ずしも遠い祖先から受け継いだ本能が原因となっているわけではありません。飛行機を怖いと思っている人の心の中では、そうではない人とは違った「何か」が起こっているのです。

彼らの恐怖心があれほどまでに煽られてしまうのは、彼らが、まだ起こってもいない恐ろしい事故の様子を〝心の目〟で見ているからです。

つまり、〝イメージング〟を行ってしまっているのです。かつてTVや映画で見たような場面を思い描いているのです。

飛行中、突然、翼に亀裂が入って風圧でもぎ取られる。すると、機体は爆炎を上げながら急降下し、そのまま海面へ突っ込む。割れた窓から海水が入り込み、乗客はみるみる首まで水に浸かっていく……。

なんともたくましい想像力です。

そうして最悪の事態を予測して、勝手にイマジネーションを膨らませていくうちに、それが肉体に作用して様々な反応を引き起こすことになります。

ただ、ここであらためて忘れてはならないことは、「恐怖を感じること自体は、人間の健全な反応である」ということです。

青班核─前頭葉皮質─吻側橋《ふんそく》─青班核の回路が爆発的に興奮するからです。先述の通り、危険な状況におかれたときに起こる「自然の感情」であり、これは、生き残っていくために欠かせない術でもあるのです。

自分が今置かれている状況が危険なものであることを体に知らしめて、慎重に行動を起こすためにも、恐怖心は必要なものなのです。

しかし、この恐怖が必要以上に増長された場合には、その人の心や体にマイナスの影響が出始めます。

また、人間の心に潜んでいるプログラミングは、生き残っていくために欠かせないものばかりというわけでは決してありません。

私たちが普段、何の気なしに行っている習慣の中には、まったく無意味なものがいくつも含まれています。

もっとも、そうした不要なものでも、プログラミングされた当初は、それも理にかなったものだったのかもしれません。しかし、今やまったく必要がなくなってしまっていても、無意識のうちにプログラムが繰り返されてしまうこともあるのです。

「好きこそものの上手なれ」的発想で恐怖心を克服

余計なプログラミングから恐怖心を煽られ、悪いほうに悪いほうに想像力が働き、妄想が膨らんでいき、心や体にマイナスの影響が及ぼされるようになる——。

その連鎖を断つのに有効な方法のひとつが、「好きこそものの上手なれ」的発想です。「パニック障害」に関する本にはかならず解説されている事柄に、「ヘビ恐怖症」があります。そこでは、このヘビ恐怖症を克服するには、ヘビに興味をもち、好きになればよい——と書かれています。

飛行機恐怖症克服に、この「好きこそものの上手なれ」的発想を用いてみましょう。

まず、飛行機に搭乗したら、

「さあ、私は落ち着いているぞ。まず、クンバハカ（中村天風先生が実践をした呼吸法）をした後、ライフジャケットをきちんと装着して、脱出口を確かめておこう。かわいいキャビンアテンダントがいる場所も確かめておかなくては……」

そして、

「何があっても、自分は助かるぞ！　大丈夫」と声を出して言ってみます。

すると、情勢は一変します。

いつものように、飛行中の事故で、機体が海面へ突っ込み、体がみるみる海水に沈んでいく……という場面が頭をよぎったとしても——。

意識がうすれていき、気がついて目をさますと、そこは無人島。「誰か助かった人はいないか？」と見回してみると、向こうに誰かいる。誰だろう？　近づいてみると、昔夢中になったフランス映画の主演女優さんのような、絶世の美女だ！

「失敗したら、待っているのは最悪の結果」という方程式から、「失敗しても、待っているのは最高の結果」という方程式に変えるのです。

なんと言っても、うら若き美女と無人島で二人きりですからね。

脳は、妄想や幻想が大好き。最悪の事態の予測も妄想なら、最高の結果の予測も幻想。

同じように勝手にイマジネーションを膨らませるのなら、どちらがいいか、言うまでもないでしょう。

天風先生も言っています。

「病があろうとも、運命に非なるものがあろうと、怒らず、怖れず、悲しまず。断然逆境を乗り越えていこうとする力、強い態度が、最終的には積極的人生を築く一番の根本である」

——と。

例えば、突然知らない人たちの面前でスピーチを頼まれたら、たいていの人がパニックに陥るのではないでしょうか。

こんな場合にも、過去のプログラミングによる思い込みが大きく影響しているのですが、

「大丈夫、悪いことは起きない」

そう「思い込む」ようにすればよいのです。

突然予定外のことが起こると、ついあわてたり、パニック状態になったりしてしまいますが、こんなとき、理想と信念があれば、土壇場でぐっと支えてくれる力が湧いてきます。「大丈夫」と声に出したときに、情勢は一変するのです。

人は生まれたときから「感情の抑圧」を始める

人は、この世に生まれたとたん、「痛み」と「抑圧」の世界に足を踏みいれていきます。

赤ちゃんが「癇癪《かんしゃく》」を起こしたとき、はじめのうち母親は、抱いたりあやしたりしながらなんとかおさめようとしますが、うまくいきません。

イライラの募った母親はついつい、声をあげて叱りつけたり、あるいはつねったりすることもあるかもしれません。

それでようやく子供は静かになり、それからは癇癪を起こさなくなった——とします。

「やれやれ、よかった」と母親は思うでしょう。

ここでその子は、生後たった数ヵ月で、抑圧のテクニックを身につけたわけです。

不快な結果を招くのが嫌で、怒りを抑圧するプログラミングができあがったのです——

が、こうしてこの子は、一生、あの「芳しからぬ才能」につきまとわれることになってしまうのです。

苛立つことや不快に感じること、腹立たしく感じることは、日常誰にでも、頻繁に起こり得ることですが、この子供は、今後、そういうものに直面するたびに、自然に沸きあがる怒りを自動的に内在化させてしまいます。

そうして、そのように内在化させた怒りがうっ積したとき、それに反応して、交感神経過緊張症や、それに類似した疾患を発症してくることになります――。

まさか将来的にそんな影響が及ぼされることになるなんて、親は思ってもみずに、意識せずに、与えてしまう影響です。抑圧が身につく原因としては、ごくごく、一般的なものです。

我が子を「いい子」に育てようとするばかりに、うかつにも親が将来「心の問題」の原因になる条件づけをしてしまうのです。

考えてみれば、怒りを抑圧するのには、理に適った理由がたくさんあります。しかし、その理由を意識していないことが多い――ということだけなのです。

誰しも人から好かれたい、愛されたい、非難されるのは面白くないから、嫌われるような振舞いはできるだけ避けたいと思い、すんなりと避けてしまいます。

認めたくはないでしょうが、無意識に、本当に無意識のうちに仕返しを恐れているのです。

この反応——抑圧された怒りが心の奥深くに埋め込まれてくるのは、実際、この世に生を受けたときから始まるのです。

怒りの感情をおぼえたとき、人は無意識ながらも、自分の怒りが〝不適切な感情〟で、怒りの原因になり得ないものに対して怒っていると自ら承知している場合が多いものです。そういうときに怒りを抑圧するのです。

怒りは「信望を損なう感情」だと本能的に感じていることも、その動機になるでしょう。そして、おそらく最も強力な動機になるのは、腹が立ったときに自分をコントロールできないことをわかっていることなのです。親子関係で想像してみてください。「ああ、そうだった」と気づくことができれば幸いです。

特に、自己をコントロールできないということに耐えがたい人ほど、交感神経過緊張にかかりやすいと言えます。

ともあれ、怒りの抑圧を必要としていることに、自分で気づくことはありません。こうしたことはすべて無意識のうちに行われていることです。そのかわり、身体に症状が現れてくるのです。

このような「感情の抑圧」による身体症状の現れ方は、子供と大人とでは多少の違いがみられます。

小児のときには「副交感神経優位」なので、「副交感神経過緊張」の症状、つまり、アレルギーや喘息、また下痢などの形で現れてきます。

大人になると、「交感神経過緊張」の症状として、胃や十二指腸潰瘍、過敏性腸症候群、緊張性頭痛、片頭痛、甲状腺機能亢進症や免疫性疾患がよくみられます。

また、ウオノメ、ガングリオンなども、軽度の交感神経過緊張の症状です。

このように、とにかく、身体に症状が出さえすればいいのです。

要は、このような身体症状が現れるのは、本人の注意と、そのとき心で起きていることから意識をそらすことが目的。そのために、心が脳に命じ、あらゆる作戦を取るのです。

けれど、こうした症状を訴えて病院にやってくる患者さんは、自分のそうした症状が、痛みや病気が、「心が脳に命じたもの」などと、これっぽっちも気づいていない、思ってもみないでしょう。

患者さんは、自分の症状には何か必ず原因があると思っているわけですし、医者は「構造的異常というものですね」「言ってみれば体の部品の故障ですよ」「いやあこれは、加齢現象、老化現象なんですねえ」……と、とりあえずの診断を下します。

そして、そのように身体に現れている症状や、血液検査、画像診断の結果をみて、その症状に見合った「対処薬」を処方することが、さらに「根本的な問題（心の問題）」をカムフラージュしているのを手伝っている……とも言えるでしょう。

抑圧されている感情の苦痛が大きければ大きいほど、交感神経過緊張の症状が激しくなっていきますが、前述の通り、ウオノメやガングリオンなど軽症のものもあります。

単なる腰痛、胸痛、腹部痛も然りですが、このようなものも、根源的な問題に蓋をし、カムフラージュし続ければ、症状は長引いていきます。その「症状が長引いている」ということが、さらに症状を長引かせ、悪化させていくという悪循環に陥っていきます。

そうならないためにも、早く、脳に命令を出している心の問題に気づき、それを解決することが大切なのです。

心が人生を支配する

天風先生は、「心が人生を支配」すると言われます。

心が脳に命じ身体症状を出す。

これが交感神経過緊張症の秘密のベールです。ですから、交感神経過緊張症の治療法以前に、心が人生を支配するならば、心をどう使えばよいのだろうかを考えていかなければなりませんね。

心を変えれば、脳は変えられる、脳を変えられれば、交感神経過緊張症にかからずにすんでしまいます。

天風先生は、「自然の法則に順応した生命の実相に合わせて、心を積極と調和という方向に使えばよい」と言われます。

これは、快感神経系A_{10}神経、やる気の側坐核の「快感・やる気のサーキット」と、調和・中庸の脳「縫線核」を元気づけることを示されているのです。

病や運命というものは、結果的には心ひとつの置きどころなのです。

心の働きが思考であり、その思考が人生を作るのです。

ですから、心と体を統一することによって人間は本来、健康で幸せになるようにできているのです。それゆえ私たちは、その心の奥にあるみずみずしい生命力を十分に発現させて真人生を築いていくことができるのです。

そのための最大の課題は、

「いかなる場合も常に心を積極的に持ち、調和をはかる」

このことに尽きます。

人間の生命の本来の姿は、ちょうど、若い芽が種からみずみずしく地上に現れて、風雪の中でぐんぐんと成長していくように、進化と向上を常に求めて、絶ゆまざる創造活動をしています。

もしそこに障害物があれば、それを避けながら天に向かって植物は成長し伸びていこうとします。朝顔のツルも、障害があれば横に避けて、さらに天に上っていこうとします。ちょっとしたそよ風にもすぐに揺らぐような弱々しい植物の若い芽ですら、アスファルトの割れ目からけなげにも天を指して伸びていくような、思いがけない大きな力をもっているものなのです。

一見、はかない姿に見えている「いのち」の持つ力は、それがどんな姿であれ、ビックバンを動かした宇宙の根源主体の働きの写し絵と言ってもいいでしょう。

だから生命は、偉大で尊いのです。

私たちは、その宇宙の中で、宇宙から授かったいのちである以上、いのちは人の思惑や欲望によってではなく、授け主である宇宙の叡智によってこそ生かされ、生きていくものと見ることができます。

私たちは、そういう宇宙の真理に従った生き方をすることが大事なのです。

宇宙の働きは、進化と向上を求めた永遠の創造活動であり、その姿は「積極と調和」であると言えるでしょう。

つまり、積極と調和の姿、これこそいのちの本当の姿と言えるのです。

宇宙の真理、いのちの実相が「積極と調和」であるとするなら、私たちは自分の心もそのいのちの波長に合わせて、積極と調和の心を持つことが大切です。


つまり、いのちという自然の法則に順応して、それにシンクロナイズした心の使い方を考えていく必要があるのです。

しかも、その心の働きは思考という形を通して表現されるのです。

私たちは心でいろいろな物事を考え、考えたことを態度や振舞に出します。

そのような態度や振舞が行動となったとき、自分の運命を決定づけていくことになるのです。

そうすると、自分の健康や運命を考えるとき、まず自分の心のあり方を十分にコントロールしていくことが大切になります。

「心が人生を支配する」のです。

早くこのことに気づき、そして交感神経過緊張症の〝悪企み〟に気づいてもらわなければ、脳はいろいろな戦法をあみだし、私たちはその脳に次から次へと攻撃をしかけられてしまいます。

小欲に目がくらみ、物欲に甘え、ワガママ、嫉妬に妬みの世界は、「積極と調和」の対極にある世界です。交感神経過緊張症という小悪魔にとっては、本当に住みやすい世界です。

交感神経過緊張状態を維持すれば、「脳」の勝ちになってしまい、そのときにうまくいった作戦を、これからもずっと続けていくことになります。

こうして身体に現れる症状は、常にそこに意識を集中させることが目的なのですが、その目的に軽々と乗せられることなく、身体に現れる症状＝「生命が発したメッセージ」としてとらえ、これに素直に感謝、「ありがとう」、「ご苦労さま」と言いましょう。

また、「病は情報がつくる時代」と認識すること。余計な情報は「見ない、聞かない、言わない」が、病を予防する第一歩です。

交感神経過緊張症は、身体を死に至らすことまではしないはずなのですが、長く続くことによって局所の変化が進行してしまいます。精神的ダメージも進行してしまいます。いままで考えもしないで酷使してきた身体に、「ありがとう」と言って、やさしくしてあげること。これは今すぐにでもできることです。

ここでぜひ、それを実践してみてください。

心の問題と向き合わない限り、何も解決しない

痛みの大半は、心の緊張や抑圧された感情が、「痛み」という身体的に注目できる形で「痛み」として発現するもので、それはむしろ、あったほうがいいもの、あったほうが楽になれるもの。そして、多くの病気も、心が脳に命じて作り出すもの。

第一章でそうお話ししました。

私たちは、従来からの現代西洋医学的考えに固執——というよりも、どっぷりとつかり

きってしまっていました。

デカルトが考えたように、身体はきわめて精巧にできている機械と見なされ、病気は、感染や外傷、遺伝的欠陥や老化やガンによって生じた、「その機械の故障」と見なされてきたのです。

もっとも、遺伝的研究は、そうでないと進みません。その考えがあって、研究は進歩してきました。

しかし、繰り返し申し上げますが、人間には自己治癒力、自然治癒力に、潜在能力があるのです。

そのことを忘れ、安易に「切る・焼く・殺す」、または、化合物の医薬品を使えばいいと思ってしまっています。

確かに、診断学は、それはそれは進歩しました。しかし、「心の問題」になると、何も進歩していませんし、逆に目をそらすようになっている感もあります。

レントゲン、CTスキャン、MRI、PETに血液検査、遺伝子分析、優れた医薬品が次々と開発され、人々はそちらに目がいってしまい、これらを駆使しない医者は、「駄目医者」と烙印を押されてしまうこともあります。

でも、こんなに最新器材や最新の医薬品が開発されたからといって、病人がいなくなったでしょうか――。

大反対ですね。むしろ病気が蔓延し、病院の待合室は「病気の人」であふれています。また、新しい病気がどんどん「発見」されますが、さっぱりと解決されません。反対に、細菌やウィルスの反撃に遭っています……。

皆さんもすでに理解されているように、結局、「心」の問題に向き合わない限り、病気を解決することはできないのです。

ところが、「心」は、試験管を使って実験したり、数値を測定したりすることはできません。しかも「心」はコロコロと揺れ動くため、現代西洋医学では楔《くさび》を打ち込むことができません。それゆえ、あえて目をつむり、「健康や病気には、どうもあまり関係ないようだ」と信じることにしてしまったのです。

心が身体に異常を引き起こす〝原因〟として重要な役割を担っているとは、考えないようにしているのです。

そのような情況ですから、「心」を扱うことになっても、多くの医者は内心、ハラハラ、ドキドキに違いありません。治療といっても、目の前の症状に対する対症療法の医薬に頼り、「リラックスしてください」くらいのことしか言えないでしょう。それで駄目だったら「精神安定剤を追加しておきましょうね。それでは、おだいじに！」で、おしまいです。もっとも医師たちも、「心」を意識していないわけではないのです。しかし意識はしていても、国民皆保険制度が敷かれているこの国では、「科学的根拠に基づく医療を」という足かせがあるために、自由がきかないのです。西洋医学でなんとかしなければ……という強迫観念があるのです。

そのために、「治らない。わからない。だから、あきらめる」となってしまう結果、医者自身が「うつ」になってしまうのです。

病院で「心」を測ってもらったり、その結果に然るべき対応をしてもらえないのであれば、いちばん頼りになるのは、皆さん自身です。

自身が発生するメッセージを、目から、耳から吸収し、見逃さず、聞き逃さないようにしてほしいと思います。

（心に）原因があって、「つながり（ご縁）」があるので、（身体に）結果が出てきているのですから。

そして、その治療には、本書を「読むクスリ」にして頂ければ、と思います――これは、全くリスクのないクスリですからね。

セリエ博士の「ストレス」

現代は、まさに「ストレス社会」だと言われていますが、第一章でも申し上げた通り、人類が生き延びて、万物の霊長と言われるようになったのは、このストレスを乗り越えてきたからこそなのです。

ところが、文明が発達すればするほど、物質が豊かになればなるほど、かえって様々なストレスを引き起こす刺激の中で生活をしていかざるを得なくなっています。

実際、携帯メールの返事が三分以内に戻ってこないと言っては怒り、返事がくるのかこないのか、今日会えるのか会えないのか、不安をかきたてられて居ても立ってもいられなくなり、ストレスの塊に——という人も少なくありません。携帯電話、携帯メールシステムなんてなかった時代には、このような形のストレスはあり得ませんでした。

かつてストレス学説を唱えたカナダのセリエ博士は、

「ストレスを避けるには、耳に栓をし、サングラスをかけ、見ない聞かないというやり方しかない」

と言っていた時期もあったようです。

しかし、どんな方法を講じても、ストレスを引き起こす原因から人間は逃れることはできません。世の中が進歩すれば、皮肉にもストレスを起こす原因はますます増えてしまうことだけは保証します。

そして、晩年のセリエ博士は、「ストレス社会の中で、人が健全であるがための唯一の方法は何か」と、あらためて問われたとき、万感をこめてこう言ったそうです。

「それは、感謝だ。人間は常に感謝する心を持つことだ。感謝する心を持つことがストレスから開放される唯一の知恵である」

——と。

変人と呼ばれたセリエ博士自身、心が変わったゆえの、一言だったのでしょう。

「感謝の気持ちを持つ」ということを、天風先生は「正直、親切、愉快」という三つの行いの実践によって示せと言われました。

確かに、不正直、不親切、不愉快な生活からは、感謝の気持ちが生まれることはありません。

一つ嘘を言えば、次から次へと、最初の嘘を正当化するためにいろいろな嘘をつかなければならなくなってしまいます。そのうち、どれが嘘で、どれが本当なのかがわからなくなってしまうのです。

それがわからなくなったことに気をとられているうちに、心の落ち着きを失って、かえって、深刻な顔をして生きていかざるを得なくなってしまうのです。ユダヤの箴言に、「一つの嘘は一つの嘘、二つの嘘は二つの嘘、三つの嘘は政治だ」とあるように、政治屋、官僚の世界になってしまいます。

感謝の気持ちを持って生きていくためには、嘘偽りのない「正直」をモットーにすることが大切です。

「正気の頭に神宿る」と言います。「正直は一生の宝」と言われる一方で、「正直者が馬鹿を見る」という言葉もありますが、「馬鹿でもいいじゃないか」という気持ちがあれば、心にもゆとりが生まれます。馬鹿は嫌という人は、大阪人のように「俺もアホやさかい、おまえもアホや！」にしてみてください。

この「正直」ということが生み出すパワーについて、詳しくは、第五章の5「常に感謝する心を持つ」をご参照頂くとして、「感謝する心」をまず持つこと、それがいちばん大事なことですが、その感謝する心を伝えることも、とても大事なことです。

人間はお互いに「相身互い《あいみたがい》」です。これを維持するため、心と心をつなぐために、人類はコミュニケーションをとるために「言葉」というものを身につけました。巨大奇形的肥大化させた大脳新皮質ができたのです。

「ありがとう」――あなたが発するこの一言が、自分自身をストレスから解放する呪文になります。

また、人間相身互いなのですから、自分だけが良くて他人は顧みないという「自分脳」に支配されてはいけません。

人に親切にすること。そして、自分がされたくないことは絶対にしない。

人生、思いどおりに行くことなんてあり得ません。あり得ないこと＝「有り難い」のです。「感謝の前に怒りなし」ですね。

天風流「ストレス」解除法

心の中から消極的なものを取り除こうと懸命に努力しているのに、実際にはその後、次から次へと、また別の消極的なものが入り込んでくる――。

これが繰り返し襲ってくるから、「ストレス」になるのです。波のように襲ってくるから、心が波立ってしまうのです。

とにもかくにも、現代は騒々しい……。私たちの周りには洪水のように誤った情報が殺到しています。何がどうなっているのかを考えるだけの余裕もなく、ひたすら刺激と摩擦の渦の中で目を回しているというのが現状ではないでしょうか。

こういう環境の中で走っていると、ストレスはどんどん亢進していって、わずかなショックにも過剰に反応して、突然激しく怒り出したり、死ぬほど絶望して悩み抜いたりしてしまいます。

天風先生は、

「ストレスがひどくなると、生活機能をつかさどる神経系統がバランスを失って、ついには生命に危険な状態を引き起こす。そういうことにならないためには、神経反射を調整することが必要になってくるのだ」

と言われました。

さらに、この神経反射の調整ができない状態について、神経が過剰に反応するようになると、本当はわずか五か十でしかない感情が、心には百にも二百にもなって伝わってしまいます。これがさらに体に影響するときには、五百にも六百にも増幅されます。

これが生命を損なうもとになる、と天風先生はおっしゃっているのです。

怒ったり、怖れたり、悩んだり、不安になったりすることが、ストレスを高めてしまうのです。

天風先生は、さらに警告しています。

「自分では以前と少しも変わっていないと思うだろうが、実は体の内部で大きな変化が起こっているのだ。人間が怒ると、血液が黒褐色に変色し味が苦くなる。悲しむと茶褐色になり渋い味になる。恐ろしいことに出会うと、今度は丹青色になり酸っぱくなる」

――と。

私自身、血液をなめたことはありませんが、「ライフブラッド検査」という方法で、このようなストレス状態に陥ると、通常は赤くまん丸い赤血球が、機雷やコンペイトウ（アカンサイト）のような形になって、一時間放置後には色も変化することを確認できます。

天風先生は、脳内にある神経核を熟知し、交感神経過緊張状態をいち早く、我々に示してくれたのです。

そして、科学的に証明してくれたのが、新潟大の安保徹先生です。

人間が生きている限り、どこへ逃げてもストレスは必ずつきまとってきます。一生懸命に我慢すれば我慢するほど、我慢したことが新たなストレスとなり、思い切って蹴飛ばせば、その蹴飛ばしたこと自体がストレスになってしまいます。

敵（ストレス）は無限の時間と増殖力で迫ってきます。その勢いたるやエボラ・ウィルスと同様、それはそれはスゴイものです。神経回路だって、１５０ミリ／秒の速さで駆け巡っているのです。

ストレスから身を守るためには「リラックスしましょう」、「プラス思考でいきましょう」などと、いかにもすぐにできるように言われます。

けれど実はこうしたことは、逆効果以外のなにものでもないことに、皆さんも気づかれているのではないでしょうか。

「リラックスしましょう」でリラックスできるのなら、誰も悩んだりしないのですから。

天風先生は、強力で執拗なストレスから身を守る方法を示してくれています。それは次のような方法です。

①腹が立ったり、悩みごとが消えなかったりするとき、すぐに肛門を締める。
②そして、下腹部に力を込め、同部に肩の力を抜いて、ストンと落とす。

これで感情や感覚の刺激衝動が心には感じられても、神経系統にまでは影響を及ぼさなくなります。

これが、天風先生の「クンバハカ」と呼ばれる秘伝です。

肛門を意識的に軽く締めると同時に、肩先の力を抜き、肩全体を極めて緩やかにします。

さらに下腹部、具体的には、臍《せい》下《か》丹田《たんでん》に力を入れます。

こうすることで、副交感神経を優位にするのです。

そうしてから、できるだけ静かに、できるだけ長く、そして深く呼吸する。

このとき、呼気と吸気のバランスは二対一。ゆっくりと吐くときに八秒かけたなら、吸うときは四秒という具合です。これがセロトニンの分泌を促してくれます。

ストレスが加わったときや、痛みがあるとき、人間は胸式呼吸になってしまいます。胸式呼吸を行うときに肩をすぼめてしまうため、呼吸はさらに浅くなります。こうなると、交感神経優位の状態を引き起こしてしまいます。

さらに、呼吸が浅くなれば酸素量が減り、組織への血流が減り、ますます悪循環を引き起こしていきます。脳が視床下部に命令を出し、血流をほんの少し調整するだけで、全身の数パーセントに血流障害が起きてしまいます。

このような状況を阻止するのに、天風先生の秘伝は非常に有効ですが、とりわけ自分自身で一番弱いと思っているところには効果的です。

この呼吸法は、従来の呼吸法のように「十分に下腹部まで息を吸い込む」ような意識的な動作は不必要で、もっと簡単に、誰にでもできるものです。

こんな簡単な方法で、ストレスは素通りしてくれるのです。副交感神経優位になればいいのです。
ぜひ、チャレンジしてみてください。

ここに具体的な実践法を示しておきましょう。
鏡を見ながらすると効果的です。
①肛門を締め、
②肩を落として、力を抜いてみる。
③この状態で、息を出せるだけ出してください。
④それから、思いきり息を吸いこみ、
⑤今度は、お腹に力を入れて吐きだす。
これがワンセット。これを一度に、三〜四回でよいですから、実行してみてください。
そして、鏡を見ながら、自己暗示をかけてみましょう。
「お前は怒らない」、「何も悩むことはない」、「悪いことは起こらない」……。
鏡の中で自分と対面していると、余計な迷いが働かないのです。
鏡を見れば、文字通り、自分というものを客観的に見ることができます。また、自分が厳粛な表情になれば、相手も全く同じ表情になります。いわば自分の声を自分で聞いて、その効果が二重に働くのです。

最後に、嘘でもいいから、鏡の前で笑ってみてください。

そして、あなたがとびっきりの笑顔になれるような歌——あなたにとって人生哲学の歌と言える大好きな歌を、大声で歌ってみましょう。

私にとっての人生哲学の歌は、若い方はご存知ないかもしれませんが、昭和三九年から四四年にかけてＮＨＫ総合テレビで放映された人形劇『ひょっこりひょうたん島』の主題歌（作詞・井上ひさし）です。

この歌を歌うだけで、自然と笑顔になれて、希望と勇気が湧いてきて、ストレスなんて、どこ吹く風……になってしまうのです。

「病名」や「情報」が痛みや病気を作り出すモトとなる

交感神経過緊張症について、その原因を知ることも大切ですが、同時に、原因になり得ないものを知っておくことも重要です。

医者から病名をつけられたとたん、「私は病気持ちだ！」という意識を植えつけられ、一生を台無しにしてしまう可能性もあります。

従来の西洋医学による診断は、えてして大きな恐怖を生み出し、その恐怖が、痛みや身体症状を悪化させ、慢性化させてしまうことがままあります。

もちろん私は、決して現代西洋医学を否定するものではありません。鑑別診断も、重要だと考えています。

しかし、「病名」などはどうでもいいのです。病名がつこうがつくまいが、症状があるという事実だけは、真実なのです。

「結果は、最後の証明者」、「最後の裁判官は、自分自身」とも言われますが、とにもかくにも不快な症状が解消されて、「結果、オーライ」になればいいのです。

病名なんて、結局は「仮説」に過ぎません。

もっとも「仮説」がなければ、次に進めません。ある意味、「病名」は「気づきのチャンス」にもなります——このことについては第三章であらためてお話ししますが、ここで気をつけておかないといけないことがあります。

TVや新聞、インターネットなどいろいろな誤情報が、次から次へ、そして魔羅の矢のようなアドバイスが、右から、左から、どんどん入ってきます。何が正しい情報で、何が正しくない情報なのか、本当にわからなくなってしまいます。

このような情報には、「見ざる、聞かざる、言わざる」がいいのです。そのかわり、もっともっと、あなた自身の生命が発する内なるメッセージに耳を傾けてください。

人間は、そんなに弱いものでもなければ、はかないものでもありません。しょせん、「動物」です。動物に本来備わっている、自己治癒力、自然治癒力、そして潜在能力が、人間には備わっているのです。

様々な新薬が次から次へと開発され、消長も激しいのですが、将来的に医薬品として存在するものは、ごくわずかだと思います。

私の考えるには、血液をさらさらにし、血管を広げる作用のあるプロスタグランディン製剤のほかは、ビタミンD、ビタミンB_1、ビタミンB_6といったビタミン剤くらいなものでしょう。なお、自然の法則に従って、ビタミンCと亜鉛（ミネラルの一種）は食事からしっかり摂りたいですね。

これらビタミン類やミネラル類は、人間が本来もつ自然治癒力、免疫力を高める働きをします。

ところで、私は整形外科医なので「腰痛」を多く扱っていますが、腰痛の発症率は年々高まっています。

「腰はもろくてデリケートな構造で、簡単に傷つくうえ、一度傷つくと再発をくり返すもの」だとか、「腰痛、肩こりは日本人の国民病」という情報が流布しており、それをすっかり信じ込んでいる人も少なくありません。

このようなことを信じる人が増えるにつれて、腰痛の発生率も増加して、今や整形外科外来の約半数を越える人たちが「腰痛」を訴えています。

また、かつては腰痛といえば、高齢者の専売特許のように思われていましたが、発症時期の若年化も著しく進んでいます。

ちなみに、アフリカ人には、腰痛はありません。

どうしてでしょうか？

それは、腰痛という「概念」がないからです。

また、いわゆる「ムチ打ち症」も、自動車事故損害保険のない国の人には無縁、車の追突事故に遭っても、そういう症状は現れないのです。これもやはり、ムチ打ち症なる概念がないからです。

先進国と言われる国では、情報が反乱し、大洪水状態になっています。

それに輪をかけて、最新の検査法、血液検査、遺伝子検査、心電図にエコー検査、レントゲンにＣＴスキャン、ＭＲＩ、ＰＥＴ‐ＣＴ等々が、患者を恐怖におとし入れるのにバツグンの効果を発揮しています。

さらに、本来、誰しも持っている自己治癒力、自然治癒力、潜在能力の存在を忘れ去ってしまい、安易に、本当に安易に、最新の医薬に頼ってしまうのです。

そうしてこれらが効かないとなると、次は漢方薬にサプリメントです。サプリメントなんて、もともと病気を治す効果はなく、摂り過ぎるとかえって病気を引き起こしかねないものさえあるのに、「このサプリメントはいい」と聞くや、すぐに飛びついてしまう慌て者さんも、少なくないようです。

医者の病名告知や間違った情報が、あなたの恐怖心に火をつけて、その恐怖と「治らないかもしれない」という悲壮感が、やみくもに症状を悪化させてしまうのです。

そういうものに振り回されず、自分自身の「内に秘めたる力」――自己治癒力、自然治癒力、潜在能力を信じることです。

病名という仮説は、とりあえずは素直に受け入れ、その仮説をもとに、今までの「生き方」をふり返ってみることがまず大切です。そこから、次に進みましょう。

「気づいたときが、バースデイ」、この気づきが、新しい生き方を始める格好のきっかけになります。

このことについては、第三章で詳しくお話ししていくことになります。

心の要求に応じて脳が痛み（病気）をつくる

〝原因不明〟の、ひどく、そしていつまでも続く痛み（慢性疼痛性疾患）や病気、それらは、いままでの普通の考え方、常識的には、①侵襲刺激が加わり→②脊髄後根を通り→③視床下部に伝達され→④それが大脳新皮質に居坐ったものとされていました。

この考え方には、感情脳（動物脳）の関与が、すっぽりと抜けています。

天風先生の言われた、「怒らず、怖れず、悲しまず」が忘れられています。

痛みや病気はなぜ起きるのか。

それは、

「痛みや病気というような身体の症状は、それらに人間の注意を集中させるため。そうすれば、『心』という問題を気にしなくてすむから」

ちょっと斜に構えた言い方ではありますが、これは痛みや病気発症のメカニズムとして、ひとつの「真実」を伝えています。

つまり、「痛みや病気は、『心』から注意をそらすためのカムフラージュ」なのです。

本来的な問題は、痛みや病気そのものなのではなく、この「心」にあるのです。

言い換えれば、「心」が脳に命じて、痛みや病気を生み出しているのです。


この「痛みや病気」が、「心の問題」への注意をそらすカムフラージュの役割を果たしているように、不快な感情が抑圧されて、意識下に押し込められた状態に置かれるのは、この「意識的な心」がその不快な感情の存在に気づかなくするためです。

しかし心の中では何者かが、「抑圧状態が保てないのではないか」「いったん抑圧した感情が意識に浮上しようとしているのではないか」と、しじゅう心配しています。

そこでこの「何者か」が、心理学で言う「防衛機制」が必要だ、と決断します。するとこの「防衛機制」が、意識的な「心」の注意を、抑圧されている感情から逸《そ》らそうとします。そこで脳は、ありとあらゆる手段を使って、「交感神経過緊張」を発症させるのです。

これが、「交感神経過敏症」発症のメカニズムです。

脳という、身体より知的な〝幻想工場〟が、感情脳に指令を発し、身体に症状を出す。

そうした身体の症状に危険を感じ、感情脳が騒ぎ始める。しかし「心」は、注意が身体に向いている限り、波立つことはありません。

脳は、生まれ育った環境、躾《しつ》けから栄養まで、潜在意識にすべてをデータとしてしまっています。そして、何か刺激を受けると、本人が「一番弱い」と思っているところに症状を出すのです。

例えば、女性の場合はこれが顕著です。感情の動きや性格が、女性ホルモンの分泌に大きく作用するからです。

例えば、女性に多いリウマチや甲状腺機能亢進症、月経困難症。

性格との関連付けをすると、よく「リウマチ性格」と言われるように、リウマチ患者には、「陰気で自信がなく、痛みを怖れる」という傾向が共通してみられると言います。

甲状腺機能亢進症は、短気な人、怒りっぽい人に、月経困難症は負けず嫌いの人に多い、とも……。

男性の場合、例えば、真面目で融通が利かない男性は、狭心症になりやすいと言われますが、男性は女性ほどデリケートではないので、「こういう性分ならコレ」と特定化されることは女性ほど多くはないようです。

ですから、短気で怒りっぽい男性ならほとんど「なんでもあり」で、脳卒中、狭心症、胃腸障害から、出もの、腫れものところかまわずで、ガングリオン、ウオノメなんていうものもあります。

……と言うことで、ここであらためて思い出して頂きたいのが、そして忘れないで頂きたいのが、天風先生の一番有名な三句三行です。

「怒らず、怖れず、悲しまず」

天風先生は、「まず人間をつくれ」とおっしゃられましたが、これは言い換えれば、「幻想工場『脳』」に使われてはいけない、ということです。

「心が変われば、脳が変わる」

このことは、最新の脳科学でわかってきた事実です。

交感神経過緊張症など、重病でもなんでもなく、注意にも値いしないものです。まやかしの茶番劇と言っていいくらいで、恐れるに足らず。

むしろ笑い飛ばしてもいいくらいで、ほとんど構造的な診断は誤りであることを認識してください。

ただし、血液検査で、白血球の分析をしておくことをお勧めしておきます。

白血球の値によって、「ストレス」の有無・多寡がわかるからです。

白血球は、大きく分けて顆粒球（好中球、好酸球、好塩基球）とリンパ球に分けられ、顆粒球が七〇％以上、リンパ球四五％以上は、ストレスを感じていると考えてください。

また、医学博士の安保徹氏によれば、〝顆粒球人間（顆粒球の割合が高い）〟か、〝リンパ球人間（リンパ球の割合が高い）〟かで、対処の方法に違いがあるとのこと。

いずれにしても、本書を読まれながら、ここまでをしっかり理解して頂いたら、交感神経過緊張症など、とるに足らないものということがわかり、もはや、意識的な心の注意を引きつけておく力も失せてしまうはずです。

「防衛機制」による防衛は失敗に終わり、痛みや病気のカバーは吹き飛ばされ、カムフラージュもすっかり取りはらわれてしまうはず。

きっと、症状は改善されます。

何をしても治らなかった原因不明の痛みや病気から、解放されるのです。

心の置きどころを変える

西洋医学の発達によって、かつては世界中に蔓延していた伝染病・感染症も、先進国ではその多くがすっかり姿を消してしまった反面、現代は、かつては見られなかったような、また、発展途上国では全く見られないような様々な疾患が、先進国ではますます増えています。

この現実をどう見るか、あらためて考えてみなくてはなりませんね。

資本主義、科学技術の発展はすばらしいし、衣食住もたいへん豊かになりました。しかしそれと引き換えに、拝金主義や偏差値主義がはびこり、こころの安らぎを、人々は失ってしまったのです。

かつては、連絡手段として手紙があり、そしてそれが公衆電話、家庭電話になり、ポケベルに携帯電話。今では超スピードのスマートフォンです。

かつての一ヵ月のゆとりが、今や三分にも満たない状態です。メールを送り、三〇秒で返ってこないといっては怒る時代。相手にだって都合があるというもの。それなのに、です。

このように、現代人の多くは、「自分脳」に生きているのですが、そのことに、自分ではまったく気づいていません――と言うより、自分脳自身が変わってしまったのかもしれません。

「隣の緑の芝生に、水をやる」という余裕がなくなり、ただただ、うらやむだけになってしまっています。ブランド志向も、そうしたことの現れの典型です。製品原価は安価なものなのに、ブランドロゴのプリントに飛びつき、これに惜しまず大枚を払う。それでいて、手に入れても、しばらくすると飽きてしまう……。

「心の教育」が忘れ去られ、哲学もなければ宗教心もない、また、「ありがとう」という言葉ひとつ言えない今の世の中は、いわば、現代資本主義の産物なのかもしれません。

第二次世界大戦後の日本は、GHQ占領下で、それまでの日本人の心の教育、食習慣（栄養摂取）などを大転換することを、「強いられた」と言ってもいいでしょう。

今の日本社会に内在している、日本人の「心」の問題、「心身」の問題は、その影響がもろに出てきた結果でもあるのです。

天風先生は、四〇年前にこんなことを言われていました。

「万が一、将来、わが日本を滅ぼすものありとすれば、それは決して日本以外の国ではない。日本人それ自身であると断言する」

——と。

天風先生の予言どおり、交感神経過緊張症の蔓延、世界でも自殺率トップクラスの国（二〇一三年　WHO報告では、世界で一三位）になってしまいました。

今まさに天風先生のおっしゃる、

「活きがいのある人生を建設するために必要とする生命の力と、各個人の対人生精神態度というものの相対的関連関係が密接重大であるかという点に重点をおき、したがって積極的精神養成を眼目として……」

というお言葉を、胆に命じなくてはいけないときなのです。

「心が変われば、脳は変わる」のです。

「心が脳を変える」を信じつづけます。

今こそ、心の置きどころを、変えるときです。

人生を「長く強く広く深く」生きることが大切なのです。

第三章

生命のメッセージを受けとめ、気づいたときがチャンス

気づいたときが、バースデイ

無用とも思える痛みや病気が、実は体にとってはとても必要なことです。

その理由は、前章でお話ししたように、「痛みや病気というような身体の症状に注意を集中させると、『心』という問題を気にしなくてもすんでしまうから――」ということもありますが、私たちにとっての「痛みや病気の真の有用性」は、別にあります。

痛みや病気というような身体の症状に注意を集中させることが、その痛みや病気の目的なのであれば、その身体に出た症状を素直に、生命が発しているメッセージと受けとめることが、大事な「気づき」の契機になるからです。

天風先生は、

「病気になったら感謝しろ」

と言われています。

痛みや病気――そうした身体症状が出たときこそ、これらの秘密のベールを吹きとばすチャンスです。

この秘密のベールをはがすのは、そんな難しいことではありません。これはＣＩＡやＦＢＩのコンピュータールームにしのびこむよりはずっと楽な話。失敗したら殺されるというリスクもないのですから。

とにかく、「気づいたときが、バースデイ」です。気づいてからでも、決して遅くはありません。

もし私たちが、「痛みや病気は、注意をそらすためのカムフラージュだ」という事実に気づかずにいると、脳は、何者にも邪魔されることなく「痛み・病気」大作戦を展開し続け、役目を果たし続けます。

しかし、私たちがいったんその事実を認識し、理解するや否や――単なる認識では不十分で、しっかり理解しなければなりませんが――、こんなごまかしやカムフラージュは、「一切ご無用」となるのです。

なぜなら、存在理由がなくなってしまうからです。

人間は本来健康であるべきはず

「たとえ病になっても心まで病ますまい。また運命に非なるものがあっても、心まで悩ますまい」

天風先生はこう言われています。

痛みや病気はマイナスではなく、生命エネルギーが我々に示してくれるメッセージなのです。そしてそれは、神に感謝すべきものであり、「ありがとう」と気づかされるべきものなのです。

痛みや病気になるということは、そこには必ず、健康を害した理由があります。

そしてその多くは、本人のライフスタイルの中にあると言えるでしょう。と言っても、それは単に暮らしの中の肉体的な生き方だけではありません。

心のあり方を含めて反省して、心身ともに変えていく必要があります。

第二章でも申し上げた通り、「心の要求に脳が応じて、痛みや病気を生み出している」からです。

ここで、まず大前提になることをお話ししておかなければなりませんね。

私たちは、本来、「健康」であることが自然のあり方なのです。

つまり、痛みや病気自体が不自然なのです。

自然に生きていれば、人間は健康であるべきはずのもの。

そして人間は、もともと「幸せな存在」なのです。

ですから、体にトラブルがあるときは、何か不自然な生き方をしているに違いありません。その不自然な生き方、状況を、自然なそれに入れ替えれば、おのずと病は治るのです。

それなのに、多くの人たち、医者たちは、病気になった原因を無視して、対症療法（医薬品やサプリメント）だけに任せてしまいがち——これでは、病は治りません。

野山に棲む動物たちのことを考えてみてください。

彼らも時にはけがをしますし、病気にもなります。しかし、彼らは医者にかかるわけでもなく薬を飲むわけでもありません。それでもおおむね治ってしまいます。しかも、人間より早く治ります。

彼らは人間のように、けがをしようが病気になろうが、そのことをあれこれと悔やんだり心配したりはしません。

ですから、私たちも、「気に病まないこと」——つまり、「病」を、「病気」にしないことです。そうすれば、私たちが内に秘めている「自然治癒力」が、自然のままになんらかの妨害を受けることなしに発動するからです。

それにしても、〝万物の霊長〟などと言って生物の頂点に君臨している人間が、野山に棲む禽獣なみに古い原始的な感情脳しか使わずに、病気になっていくのですね。

人間には、奇形的に肥大した創造の脳「大脳新皮質」があるのを忘れ、自己治癒力を駄目にしているのです。潜在能力も忘れています。

天風先生は、その疾患・症状・病期がどんな程度であっても、

「精神的にその病に決して負けてはならない」

と言われています。なぜなら、天風先生曰く、

「精神的に負けると、いつしか『病』を『病気』というやっかいなものに変えてしまう。これにより早く治るものを長引かせ、軽くすむ病を重くし、時には死ななくてもよい病を死に転帰させてしまう」

からです。

常に神経核、脳内ホルモン、自律神経等々を忘れずに、心身相関の真理に基づいて、精神状態やその作用が全生命に及ぼす影響をコントロールすることが肝要です。

さらに天風先生は、次のように強く言われています。

「病は怖ろしきものならず、これを怖れる心こそ怖ろしい」

――と。

健康者が必ずしも元気があるとは限りませんが、反対に、元気のあるものは必ず健康なのです。

それを願望し、確信し、期待し、そして病気を忘れたとき、病は治るのです。

風邪にかかるのは健全な体の反応である

人間の体は、病気が発現する前に、危険信号を発しています。それは、何らかの不快症状（肩こり、不眠、便秘等々）はもとより、皮膚への反応や舌の変化等として現れます。

漢方医は、この状態を「未病《みびょう》」と言っていますが、この漢方の診察では、視診、触診など、「五官」を使って総合的に診断します。

一方、西洋医は、血液検査や最新機器による診断を重視します。整形外科医の立場からすると、神経学的診察も診断基準も無視し、画像診断が優先されている感があります。でも、漢方医も西洋医も、多くは漢方薬や西洋薬を処方して、「お薬を出しておきますから、これでしばらく様子を見てください」。

幸か不幸か、日本の国民皆保険制度のもと、「保険の効く治療・薬」の範囲内ならそれほど高い医療費にはなりません。それゆえついつい、医者も患者も薬に頼ってしまいがちです。

しかし、何らかの不快症状は、自律神経、特に交感神経の緊張によって、われわれに「ＳＯＳ」信号を発しているのだ、ということをここでよく覚えておいて頂きたいと思います。

この弱いＳＯＳ信号にいちはやく反応するためには、その感受性を高めておくことが必要なのです。

それなのに、身体の交感神経と脳の交感神経の中継点である欲望の脳「視床下部」機能が低下している現代人は、その感受性が弱くなってしまっています。そして、安易に医薬品に頼ってしまう……。

風邪をひいて熱が出るのも、腐ったものを食べて吐いたり、下痢をするのも、正常な反応＝シグナルなのです。こうした正常な反応をきちんととらえる体（ホメオスタシス）こそが、「真の健康」なのです。

風邪は万病のもとと言われます。風邪こそ自然が人間に与えてくれたシグナルの代表です。風邪だな、と思ったら、「自然のルールに逆らって生活していることを反省するチャンスだ」と考えなければならないのです。

ちなみにこの風邪のときに、体内ではどんな反応が起きているでしょうか――。

ひとことで言うと、「免疫反応」です。この免疫反応について、ご説明しておきたいと思います。

Aさんは、いやいやながら営業三課のコンパに出席。このとき、近くに何度も激しい咳をする人がいて、「嫌だな!」と感じました。

そして、「風邪をうつされたら嫌だな!」とひと言発します。

言葉とは、言霊《ことだま》と言われるぐらいすごい力を持っています。

「自ら発した方向に運命は進む」(脳内会話)に従い、二日後に、Aさんは、体の異常に気づきました。鼻水とくしゃみが出始めたのです。

「あのとき、うつされたんだ!」

Aさんの鼻や喉の粘膜には、数えきれないくらいのウィルスが暴れ回っています。

体にとって風邪のウィルスは本来あってはならない危険な異物ですから、生命防御のメカニズムが働き始めます。これが免疫反応の開始です。

まず粘膜の表面にある微小な絨毛が、ウィルスを外へ出そうと必死に働いています。鼻の粘膜は水分といっしょにウィルスを外へ押し流そうとします。風邪の初期症状のくしゃみや鼻水が出るのはそのためです。

しかし、ウィルスもしぶとく、とうとう粘膜細胞の内部へと侵入を開始します。すると、粘膜細胞の異変に気づいた体内の初期防御系の一つである「NK細胞」が駆けつけてきて、ウィルスが入りこんだ粘膜細胞を殺していきます。

そして、白血球の一種で、アメーバ状の細胞の「マクロファージ」が出てきて、これらの細胞の死骸を食べて掃除をします。マクロファージは、初期防御系にあっては、NK細胞と並んで中心的な働きをする細胞です。

異物をとりこんだマクロファージは、同時に「サイトカイン」と総称されるいろいろな物質を放出します。この物質は血液に乗って全身に広がりますが、これがいわば「敵が侵入してきたぞ！」という最初の合図（情報）になります。

マクロファージが発した「敵侵入」の情報は、血液に乗ってまたたく間に全身へと広がっていきます。すると今度は、免疫で主役を演じるT細胞中のキラーT細胞と呼ばれる殺し専門の細胞が駆けつけてきます。

キラーT細胞は、マクロファージから教えてもらったウィルスの特徴を手がかりに、感染した粘膜細胞を探して殺し続けると同時に、仲間をどんどん呼び集めます。そして、ここにウィルスと生体の本格的な戦争が始まるのです。

この段階になると、熱は三八度を越えます。このときに悪寒《おかん》を覚えることも多いのですが、実はこの悪寒が、体温設定をリセットして免疫能を高める役割を果たしているのです。

体温が三八度五分以上になると免疫の働きが良くなり、戦闘体制が整えられるのです。

また、この体温を上げるサイトカインはインターロイキン・1という物質で、この物質は、筋肉痛、関節痛を引き起こします。風邪をひくと、体のあちこちが凝ったり関節が痛むことがあるのは、このためです。

さらに、体内では次の戦いが始まっています。

マクロファージの発する情報を受け取ったT細胞のうち、ヘルパーT細胞という細胞が、先ほどのキラーT細胞を元気づけると同時に、これまで登場していなかった新たな免疫細胞であるB細胞に、「この敵の身元が割れた。この敵に合わせたミサイルで攻撃せよ！」と司令を与えます。

ヘルパーT細胞というのは、免疫における司令官のような役割を果たしていて、この細胞が自己か非自己（異物）かの最終的な判断を下すのです。

ヘルパーT細胞からの攻撃命令を受けたB細胞は、「抗体」というミサイルをウィルスに向けて発射します。

これが、「抗原抗体反応」です。

以上が、初期防御系と免疫系の流れの概略です。

このように、人間の体のなかには、外から侵入してきて執拗に戦いを挑んでくる敵に対し、素晴らしくシステマティックな戦法で闘う「力」があるのです。

それなのに、初期戦闘か、第二波の攻撃に移る前に、「風邪になったら、すぐ〇〇〇」、「早めの〇〇〇で、もう安心」は、敵前逃亡、戦線離脱に等しいものです。

こうして、せっかくの免疫系を、自ら駄目にしてしまうのです。

治療を受けるときは、自分より壮健な治療家にかかること

第二章でお話しした通り、現代西洋医学は、デカルト哲学の上に成り立っていると言ってもいいでしょう。そこでは、人間の体に起こる何らかの異常を、あたかも機械の部品の故障のように扱い、安易な医薬品投与や手術が行われています。

そのようなことが、逆に人間が本来持っている生命力を奪い、病気でないものまで病気にしているという現実があります。ガンの治療にしても、「切る、焼く、殺す」で、宿主の人間まで殺しているかもしれません。

人間は生まれながらに生命力を持っているのです。ですから、そのエネルギーが活性化されることによって、健康を保ち、病を治すことができるはずです。

さらに、自分のエネルギーを放射することによって、他人の病気を治すこともできるの

です。これを信じるしかないのです。

そもそも、科学的根拠に基づく医療は、その有効率わずか一七パーセントという実情があります。医者にかかっても治らない、治してもらえない、医療ミスじゃないのか――と、マスコミに煽動された「モンスター・クレマー」におびえて、「うつ状態」にならない医者はいない、と断言してもいいくらいです。

しかし、医者に文句を言ったところで始まりません。

本来頼るべきは、「自分」なのです。自ら持っている自己治癒力、自然治癒力、潜在能力を最大限使って、痛みや病気を治すのが、最も、自然にも理にもかなっているのです。

今、目の前にある痛みは、「治癒反応」です。生命が発したメッセージ。「痛みイコール悪者」のように思われていますが、今、目の前にある痛みは、「治癒反応」です。生命が発したメッセージなのです。

それを、「早目の○○○○」では、治るのがかえって遅くなってしまうこともあるのです。

もともと、有効率はたった一七％の科学的根拠に基づいた医療なら、ただやみくもに具合が悪いと病院に駆け込んでも、それこそ間違った治療を受けるはめになることも少なくありません。

そのようななかで、医者から病名をつけられ、「私は病気持ちだ」という意識を持ち、一生を台無しにしてしまっては、つまらないというものです。

もっとも、医薬品だって適切に使えば、本当にありがたいものなのです。医者の手を借りることで、自分の持つ治癒力、潜在能力をより一層引き出してもらえることもあるでしょう。

そこで今、一番必要になってくるのは、信頼できる医者と、そういう医者と患者との「信頼関係」です。

ここで、「どうしてもっと早く来なかったのか」と口癖のように言う「手遅れ医者」や、クレマーを恐れるばかりの「うつ状態の医者」にかかってはいけません。

日本の医療政策の最もすばらしいところは、患者さんには「医者を選ぶ権利」だけは保証されている、ということ。アメリカには国民健康保険制度はなく、保険といえば民間の医療保険ですが、加入している保険会社や保険のグレードによって、かかれる病院も限定的。患者が医者を選ぶことはできません。

ちなみに日本では、医療法によって医者が患者さんを選ぶことはできません。医者の私には時々、不公平に思えるのですが……。

それはともかく、ここでひとつ、医者である立場の私が持っている信条があります。「医者、芸者、役者は、『夢や希望や感動を与える』のが仕事」です。お医者さんから、元気になるエネルギーをもらってください。

人それぞれ、性格も違えば、病気や症状の現れ方も一様ではありません。当たり前のことですが、西洋医学では、ついつい「こうであれば、こうあるはず」と、十把一からげに対応しがちです。

現代西洋医学による医療は、身体に現れた症状のみに対し、まるで壊れてしまった器械の部品を交換するような手法になってしまっています。

「木を見て森を見ない」とも言いますが、「木を見ずして森を見ず」とも言います。しかし西洋医学の場合、この木を見るにあたっては、その木の枝葉末節——枝、葉、その葉っぱの細部にしか目が行かなくなってしまっています。

「科学」は本来、この葉っぱの細部までこと細かく研究する学問であり、西洋医学の発展もこの研究があって初めて成り立つものであります。

けれど、「医療」は違うのです。

医療は、研究の成果の上にあるものでは、ありません。

医療は、「人と人」という、もっと人間の根本にかかわるところに、その礎があるのです。

医師と、患者さん一人ひとりとの関係が、医療を成り立たせる土台なのです。

少なくとも私自身は、「患者一人ひとり、教科書」の心構えで医療をしているつもりですが。

さて、医者のあるべき姿があるように、患者さんのほうでも心に留め置いておかなければならないことがあります。

「甘えにわがまま、安易」はやめること。自分を真剣にみつめてください――。

患者さんと医者の合言葉は、「ラポール（信頼関係）」です。

これが、リスクのない、最も効くクスリになるのです。

化学薬品はときに自己免疫も殺してしまう

先ほどの免疫の話のなかでも「体温が三八度五分以上になると免疫の働きが良くなり、戦闘体制が整えられる」とお話しした通り、風邪をひいたときには、熱が三八度五分になった時点から、本格的な戦闘が開始されます。

このとき、頭部、頸部、脇窩部、鼠径部《そけいぶ》のリンパ節を助けるため、氷で冷してください。

病気になったときに、薬だけで治そうとしても治らないことは、これまでの話で皆さんも気づかれているのではないでしょうか。

現代西洋医薬品は確かに進歩しています。特に、「急性期」にはバツグンに効果を発揮してくれます。しかし、慢性期になると、思っているほどの効果は期待できません。

急性期には、必要であれば必要最底限は使用するほうがいいと思います。局所症状に対して、効果を期待し使用するのと同時に、脳への侵襲刺激情報をブロックしてくれます。「夜中に突然におそわれる歯痛」を思い出してください。心も体も憂鬱になってしまうでしょう。こういうときには、適量を「ありがたい」と思って服用することが肝心です。

「薬」とはもともと「植物の実や根をすりつぶした薬草」をさしていったものです。しかし、昔より「薬も過ぎたれば毒となる」、「毒薬変じて薬となる」という言葉もあるように、薬と毒は、本当に紙一重なのです。

薬には、自然界に存在する動植物あるいは鉱物を原料とした「生薬」と、化学的に合成された医薬品があります。しかし生薬、医薬品のいずれにおいても、「万能薬」は存在しない、ということを忘れてはなりません。

また、よく「自然の生薬には副作用がない」かのように思われている人も少なくないのですが、化学合成薬だけでなく、生薬にも、必ず副作用があります。

そして、薬を服用する場合にも、薬だけに頼って、ただ服用するのではいけないのです。服用する際には、この薬が自分を救ってくれるのだと、「感謝」して服用することが、より効果的です。

……と、ここまでは、急性期に薬を服用する効果の話ですが、これが長期服用となると、話は全く違ってきます。

今ある症状が、本当は「心が作っている」のだとは考えず、自分の体の故障だと信じ込んで、薬を長期にわたって服用してしまうというような経験をされたことのある方も少なくないのではないでしょうか。

また、「こんな効かない薬を出すだけで、治さない医者は駄目だ！」と思われた経験のある方もいらっしゃることでしょう。

しかし、薬は、あくまでも対症療法であることを忘れてはいけません。決して病気や症状を根治させるためではありません。

また、前述の通り、薬には必ず副作用があり、ときには病気が悪化することもあります。

徐々に病気が悪くなっているのは、薬が効かないのではなく、自分の体のせいにしてあきらめてしまう人もいるようです。

しかし、「心」が、病気をつくっていることを忘れて、盲目的に医薬品に頼ってしまうのは、「安易」な考え方です。そのような考えは捨てなければなりません。

この、安易な考え方の延長線上にあるのが、「サプリメントブーム」です。

私から「サプリメントを飲まないでください」とは言いませんが、もしどうしても飲むのであれば、せめて、天然のものにしたほうがよいでしょう。

もっとも、天然のものだからといって安心はできません。

薬にしてもサプリメントにしても、「ある臓器にとってはありがたいが、他の臓器にとっては害になる」ケースもあります。

安易に薬やサプリメントに頼ることで、本来、自分が持っている自己治癒力、自然治癒力、潜在能力を封じてしまうことのないよう、心がけて頂きたいと思います。

明るく朗らかな生き方が病気を消し去る

先に、痛みや病気は一種の「ＳＯＳ」のサインだと申し上げました。

今までのやり方、生き方に無理があったり、合わなかったのだと、痛みや病気が教えてくれているのです。これは、「もっと楽に生きられるようになれるひとつのチャンス」なのだと考えるべきなのです。

「交感神経過緊張症」に悩まされている方に、私はどうしても申し上げておきたいことがあります。

そのような方は、「自分脳」に服従して、のべつまくなしに怒っています。そして、「もうおしまいだ」と絶望したり、「どうして自分だけが」と恨んだりしています。しかし、ここで今までの自分脳に支配されてきた生き方、考え方を変えてみましょう。そうすることで自ずと自然治癒力がアップし、痛みや病からも解放されるはずなのです。

私が医者になって、三八年が過ぎました。その私がまだ医学生だった時代には、日本人には罹患者はいないと教わっていた疾患が、今や「トレンディー」になってしまっています。

病の世界も、まさに「欧米化」が進んだゆえんです。

徐々に進んだ変化には気づきにくいかもしれませんが、この背景には、食べ物をはじめとするライフスタイルの乱れ＝（イコール）環境問題があるのは確かです。

ライフスタイルの欧米化による変化といえば、食事の変化による影響もさることながら、心の環境問題が一番大きいと私は考えています。

また、環境問題には、誤情報過多も含まれています。メタボリック・シンドロームなど、その典型でしょう。

コレステロールは、「低いほうがよい」という「常識」がはびこっていますが、実は、コレステロール値二四〇から二八〇mg／dlが、最も健康的で元気なのです。コレステロール値が一七〇mg／dl以下になると、ガンやうつ病が増えてしまいます。

また、血圧もいつのまにか、上の正常値が一二九mm／Hgまで、下の正常値が八四mm／Hgまでなどとされていますが、これより多少高いからといって、「とにかく血圧を下げなくては」とやっきになったり神経質になったりする必要はないのです。

それなのに、「TVやマスメディアではそう言っていた」「お医者さんがこう言ったから」「有名人が○○で亡くなったというし……」等々、しじゅう気にして、いつも不安な気持ちに陥っています。

ただでさえ不安民族といわれる、日本人。社会のなかでは本当はもっと考えるべきこと、憂えるべきことが山積みなのに、こんなくだらないことに心を痛めていなければならないヒマもいわれもないのです。

検査値や、医者、マスコミの言うことにひとつひとつ振り回されるのではなく、自分のなかの声なき声、生命が発するメッセージに耳を澄まし、聞き取り、その自分の声を信じるのがいちばんよいのです。

ちなみに、交感神経過緊張症で悩んでいる方は、「ドクターショッピング」が大好きです。そして、病気のことを実によく知っています。なかには、医者ですら知らない最新情報をよく知っていることがあります。これは本当にスゴイです。

待合室で、あそこのドクターはこうで、設備はこうで、こういう治療しかしてくれない、あっちの病院のドクターは、野蛮人で……と、ロビーにいる人たちに大声で話をしていることもあります。

こういう方には一度、申し上げておきたいと常々思っていることがあります。

「『強く、正しく、清く導く』人生を生きるために心ひとつの置きどころ、明るく朗らかに活き活きと勇気を持って生きる生き方が、結局は、病を消し去ってくれるのだ」

——と。

笑いが病を吹き飛ばす

「泣いて生きるも一生、悩んで生きるも一生。笑って生きるも一生」——

どうせ一生はあっても二生はないのですから、笑って生きる一生がいいですよね。

「笑うかどには福来たる」と言われるように、私たちは朗らかによく笑う人ほど、元気で長生きすることを経験から知っています。

社交的で物事にこだわらない明るい性格の人は、体の防衛反応が働きやすいともいえます。一一五歳まで長生きした泉重千代さんは、毎晩誰かを呼んで笑いながらお酒をたしなんでいたのだそうです。

「笑う」というのは、呼吸が大きく、リズミカルな動作です。セロトニン（調和・中庸の脳（縫線核））が調整され、攻撃ホルモンの暴れ馬・ノルアドレナリンが調整されるのです。

これで元気になれないようなら、一度、大泣きしてみましょう。そうすることで、視床下部の過緊張が抑制されれば、やる気のA_6神経、快感のA_{10}神経が元気になるのです。

そうしたうえで、もう一度、笑ってみます。すると、大脳辺縁系もよくなり、顔つきもよくなります。笑うのに理屈はいりません。

天風先生は、「病は忘れた頃に治る」と言っていますが、まさに「病は気から」。

気持ちが弱っているときや、自分が病気だと思い続けているとき、つまり、「気が病んでいるとき」には、人は簡単に病になってしまいますし、「病気」を意識している間、気に病み続けている間は、治る病も治りません。

そういう状態から脱するために——意識を「病気」から別のほうに向かわせるいちばんの方法が、「笑う」ことなのです。

また、自分が人の役に立っているという意識、人から、いなくてはならない人間であると思われているという自覚も大切です。

それに笑いとユーモアが揃えば、どんな病も絶対治るのです。

天風先生はさらに、

「おかしくも何ともないとき、うそでもいいから笑ってごらんなさいよ。そうしたら、その顔を一日中忘れないことだ」

ともおっしゃっていますが、その絶大な効果と実践法については、のちほど、第五章でお話ししましょう。

いつも自分をどこかに〝置き去り〟にしていませんか

天風先生は、

「おまえはもう一度、自分の人生を考え直さなければいけない。自分にとって本当に大切なものは何か。自分は今、何をすべきか、そして何ができるか」

と、諭されています。

私たち凡人は、今まで実際にやってきたことは、ほとんど目先の仕事ばかりだったのではないでしょうか。

その目先の仕事すらできないときには、「もう駄目だ、将来は暗黒だ」と思っていたのではないでしょうか。

天風先生は、「こういうときには、こうだ。ああいうときには、ああだ」とは、教えてはくれません。そんなことよりも何よりも、「気づく」ことの大切さを、教えてくれているのです。

人の言葉は、右の耳から左の耳に抜けて、脳は素通り——自分脳には入りません。「こうだ、ああだ」と教え込んでも、自分自身の腑に落ちるところがなければ、言葉は通り過ぎるだけです。自らがその言葉の本質に「気づく」ことができて初めて、言葉も教えも受け止めることができるのです。

「おまえはそもそも、人間とか人生を考える観点の置きどころが間違っている。おまえは自分で自分の人生をめちゃくちゃにしているのだ」

天風先生はそんなことも言われています。

確かに、これまでの自分の生き方は間違っていたのかもしれない。人間とか人生とかを真剣に考え、それにそった生活をしていなかったかもしれない。物質主義、拝金主義に甘え、ワガママを言い、自己中心主義に自己愛のみで生きてきたかもしれない……。

これは、「脳」そのものなのです。

脳によって、心と身体が使われてきてしまったのです。

その脳を、心が作りかえてくれることを、天風先生は我々に示してくれたのです。

「それでは何のために生きているのかわからないじゃないか。

おまえは人間だろう。鳥でも獣でもなく、せっかく人間として生まれてきたのだから、それにふさわしい生き方があるはずだ。

人間らしい中身の濃い生き方を考えろ。五年後、十年後の自分の姿を想像してみろ。今のおまえに何が足りないのか。それをどう作りだせばいいのかわかるはずだ。

後は自分で考えればわかる」

そう、言われています。

ここで皆さんも、考えてみましょう。

「自分」というものを持っていたのでしょうか。

私たちは、目先の仕事に日々追われるだけの「道具」だったのかもしれません。家畜や機械と同様に、単なる道具であったのかもしれません。部品以下であったかもしれません。道具には幸せなど、ありません。

それなのに、他人と比較ばかりして、うらやんだり不平不満を言ったり、あるいは「自分はだめなんだ」と卑下したりしています。

現状に不満があっても、自分に自信がなくても、それでもあなたの人生の主役は、あなた以外の何者でもありません。

例えば、今の職業、勤めている職場だって、あなた自身で選んだはずです。不満や不平など言っても、しょせん始まらないのです。それなら、「仕事とは、自分が向上し、進歩するための格好の機会であり、場である」——と、考え方を変えてみてください。

そして、その自分の向上・進歩のために、今の仕事を練習台にすればいいのです。会社勤めしている方なら、そんな修業中に、お客さまの笑顔がみられ、感謝され、さらにお給料がいただけ、健康保険も年金保険料も半分以上会社に負担してもらっているわけです。なんともありがたい話ではありませんか。人生って、ステキじゃないですか。

自分は、一生かかって自分を正しく成長させるために生きているのです。

自分で理想を掲げ、目的を持ち、計画を立てて、自分自身が仕事を通じて成長するような生き方をしてみましょう。

そしてそれは、自分のためだけでなく、同時に人を喜ばせ、世の中に役立つことでなければなりません。これが、天から与えられた尊い使命なのです。それを果たすために自分は生まれてきたのです。

またこのとき、いかに「心を積極的にする」か、それも大事なことです。

「心を積極的にする」ポイントも、天風先生は私たちに示してくださっています。これについては、また後の章でお話しさせて頂きますね。

いずれにしろ私たちは、自分の人生においては常に自分が主役。

そのことに気づくことが、第一歩。

これからは、自分をしっかりと持って、主体的に生きていくことです。

あらゆる事柄に対して、常に成功を確信し、逃げず隠れずごまかさず、まっすぐに前進することが大切です。

何のために生まれてきたのか

天風先生がインドで遭遇し、教えを受けた〝カリアッパ聖人〟が、天風先生にこう尋ねたといいます。

「人間はこの世に何のために生まれてきたと思う?」

もし、あなたがこんな質問を受けたら、どう答えるでしょうか。

何も目的がなく、ただなんとなく生きていられる間は生き続ける――というだけではないでしょう。

それでは、何を目的として生きているのですか?

お金を儲けて、欲望を満たして、快楽にふけって……

そんなために生まれて来たわけではないでしょう。これでは、あまりにも鳥や獣と変わりません。

天風先生も、長い月日苦しみ続け、悟ったのです。

「人間は宇宙本来の面目である進化と向上に順応するために出てきたと思います」

と、聖人に答えたそうです。

「オレは宇宙の進化と向上のために生まれてきたのだ」と口に出して言ってみてください。

その上で、

「自分の今の生き方、暮らし方、仕事の進め方は、誤っていなかっただろうか――?」

と、考えてみてください。

もし、多少でも欠けているところがあれば、すぐに改めることです。

この重要な目的を確認できた人にとっては、改めることは決して苦痛ではなく、むしろ快感であるはずです。


「宇宙の進化と向上に順応する」

――これはかなり難しい表現ですね。

あえて簡単に言ってしまえば、

「みんなが幸せになれるように努力する」

ということです。

ここで「みんな」というのは、人類も動物も植物も……という意味です。みんなが幸せになれるように努力し働くときには、心も体もすべてが順調にいくはずです。

それは人間以上の力、天の定め、というものが応援してくれるからです。

まともでまっすぐな道を進めば、余計な邪魔ものはいなくなるのです。重要な目的を確認して、これまでの生き方を改めることができた人には、このことが実感できるはずです。

一方、そのどこかに間違いがあると、心が曇って働きが鈍くなり、同時に体の調子を失って、疼痛性疾患や病気になってしまいます。

けれど、心ってなかなか思うようになってはくれないものですね。

だから、「ココロ」とも言われるのです。

自分自身に、もっと冷静であってほしいと願っているのに、勝手に興奮して感情的になる。もっと粘り強く頑張れというのに、あっさりとあきらめてしまう。いつも以上に強くなければならないというときに、ヘナヘナと崩れてしまう。「なんでこんなときに」というときに限って、抑えられない欲望が湧いてくる……。

そんなことも、しばしばでしょう。そしてそういうときだけ、「人間だもの」と、ごまかすことも——。

しかし、こうして心が崩れるから、体も病に冒されてしまうのです。体が重いと思ったり、病気に冒されると、心はさらに、惨めなほど弱くなってしまいます。ガンなど「死」をイメージさせる病名がつけられれば、なおさらです。

天風先生も実は、悩み抜いたのはこんなところだったのです。

そこで、天風先生は悟られたのです。

「病んでいるのは体なのだ、心まで病ませることはあるまい」

と——。

本章で先にご紹介したように、

「たとえ病になっても心まで病ますまい。また運命に非なるものがあっても、心まで悩ますまい」

という言葉でも表されているように、人生には悲しいときがあるのは当然のことなので
すが、心までが一緒になって悲しむことはないだろうと、天風先生はおっしゃっているの
です。

その通りかもしれません。病のことを気にする人、こだわっている人の病はどんどん悪
くなってしまいます。自分の弱点を気にする人の弱点はいっそう深くなってしまいます。

こういう人たちは、自分の大切な心を、自分で粗末にしてしまっているのです。

そのことに、早く気づかなければなりません。これ以上、心の病が深くなる前に——。

仮に仕事がうまくいっていなくとも、心までそれをいつまでも、いつまでもくよくよと思いわずらうこともないのです。確かにつらいことですが、それはそれとして、心だけは清く美しく強いままにしておきたいものです。そうでなければ、自分自身がそっくり駄目になってしまいます。

「怒らず、怖れず、悲しまず」です。

悩まなくてもいいことに悩み、困らなくてもいいことまで困っている。それが状態をさらにさらに悪化させるのです。

天風先生は、若い頃、病を得て弱くなった心を強くする方法を見出すために、欧米各地を巡る「心の探求の旅」に出発しました。

その旅の途中、天風先生はドイツで面会したH・ドリュス博士に、

「心というものは絶対に人間の自由にならないものだ」

と諭され、ショックを受けられたそうです。

ここから天風先生の本格的な「心」探しの旅が始まったのでした。

潜在意識の力を利用する

消極的な心を除くためには、夜寝る前のひとときを利用するといいです。

昼間はとかく外部からの妨害が多いですが、夜になって床の中に入ったら、そこはもう雑念にはとらわれない、自分だけの解放区。

よく、気持ちを整理し、心を平穏に保つためには、「無念無想」になるべきだと言われます。なるほどその通りなのでしょうが、人間はそれほど簡単に無念無想になれるものではありません。

しかし、夜寝る前だけは、無念無想になりやすいときがあるのです。

こういうときの人間の心は、外部からの作用を無条件で受け入れてしまう環境になっています。

天風先生は、これを「特別無条件同化暗示感受性」と呼びました。

このとき感じたことは、そのまま心の潜在意識に受け入れられてしまうのです。

潜在意識は、「火事場のバカ力」と言われるようにすごいのです。そして、潜在意識は、えてして問題を解決してくれるものです。

「その問題は一晩よく考えておくよ」――と言った次の日に、問題があっさりと解決していたり、いいアイデアがうかんできたりしたという経験のある方も、少なくないと思います。これは、潜在意識がその問題解決力を発揮した賜物です。

この、夜寝る前のひとときの貴重な大切な状態のときには、昼間あった嫌なことやつらいことなどは、決して思い出してはいけません。

とかく私たち凡人は、忘れようとしても忘れられないような悔しさ、いまいましさが次から次へと心に浮かんできて、どうにもならないことがありますね。

特に「自分脳」の主張が通らなくて相手の思うようになってしまった悔しい晩には、「ああ言ってやればよかった」、「こうしてやればよかった」という攻撃材料ばかりが、後から（二次反応）、後から（三次反応）次々に浮かんできて、とても眠るどころではない――などという経験をされたことも、あると思います。

脳は、こんなときに興奮するのが好きなのです。

そんなときには、ズバリ、相手のはらわたをえぐるような奇手や痛烈な名案を思いつくものです。

ここで、「人間は忘却の動物である」ことを思い出してください。

今の世の中、「恩を石に刻み、恨みは水に流す」どころか、逆に、「恩を水に流し、恨みは石に刻む」時代になっているので、なおさらです。

しかし、過去のことは、「記憶」として存在しているだけのこと。「怒る、怖れる、恨む、悲しむ」など、断固として振り払い、無理でも楽しかったこと、嬉しかったこと、感動したことを思い出してください。

感動したことを思い出す——難しいことではなく、実に楽なことで、そして、大切なことです。

でも、「感情脳」で生きている人は、どうかすると、嫌なことがせっかく心の中で薄れそうになっているのに、そこで一生懸命に火種をかきたてて思い出そうとするものです。「この悔しさ、忘れてたまるものか」と、堅く心に復讐を誓って臥薪嘗胆《がしんしょうたん》するつもりかもしれませんが、そんなことをしていると、潜在意識の中には、消極的で悪いイメージがすっぽりと入りこみ、居すわってしまいます。

寝る前には楽しいことや美しいことを思い浮かべることがいいのです。

これを続けていると、心の中はすがすがしく清らかに洗われていくのです。

それに、嫌な相手にも、「自分脳」で思うほどには、悪意はなかったりすることが多いものなのです。先ほども言った通り、過去は記憶の中にしか存在しないのです。記憶なんて、そんな、かなりいいかげんなものなのです。現に、一夜漬けの試験勉強なんか、やってもすぐに、きれいさっぱり忘れてしまっているでしょう。

ここでもう一度、申し上げておきます。

「恩は石に刻み、恨みは水に流す」。

水はキレイなところに流れていくのです。

人間本来の清らかな心を取り戻す

人間は天が、すなわち宇宙が形となって現れたものです。したがって、その心は常に、「清く、明るく、美しく」あることが当然なのです。天には、間違いも、失望も、汚れもないのです。

つまらないものを押しつけてくるはずはないのです。

けれど、実際には人間の心には、さまざまな汚れが付着して、蓄積するのです。コレステロールが動脈硬化を引き起こすように、徐々に徐々に、ジワジワと、誰にも気づかれないようにたまっていくのです。

天風先生は、

「心本来の姿は、八面玲瓏《はちめんれいろう》、磨ける如し」

と言われます。

「生まれたままの人間は、丹念に磨き上げ、薄絹でそっと包んだ玉のように美しい。それが社会の波にもまれている間に汚れたり、歪んでしまうのだ。そんな汚れを除き去れば、もとの美しさを取り戻し、天から与えられた本来の神秘な力を発揮することができるのだ。汚れのもとになるのが怒りや恐れだ。これらを一切相手にしてはいけない。それには、『今日一日、怒らず、怖れず、悲しまず』という心構えを持ち続けること、そうすれば正真正銘の清らかな心の世界を保つことができる。

それができるかできないか、それによって自分の運命を良くも悪くもする。

つまり自分の責任だよ」

——とは、天風先生の有名な言葉の一節です。

この言葉は、脳内の「青班核」の反応を一言で表わしていると言えるでしょう。

自分の心——脳を司っている心は、いつも「清く、明るく、美しく、尊く」しておかなければなりません。さもなくば、全脳及び全身にノルアドレナリンを暴れ馬のごとく暴走させてしまいます。交感神経の過緊張状態を引き起こしてしまいます。

交感神経過緊張症及び類似疾患は、心の汚れ以外のなにものでもありません。

人間本来の姿を取り戻さなくてはいけないのです。

その「人間本来の姿を取り戻す」とはすなわち、「清らかな心を取り戻す」ことです。清らかな心は、そのまま天の心と同じです。清らかな心にあれば、健康も運命も仕事も、天の命ずるままに快調にすすめることができるのです。

それでは、どうすれば、心を清らかにしておけるのでしょうか？

いちばん有効な方法は、自分の前に現れた事柄を、一切合切、無条件で感謝してしまうことです。天風先生は、

「感謝を共にし、喜びで迎えれば、世界は黄金の花園になる。感謝をするところに歓喜が漲《みなぎ》り、面白さの連続になる」

と言われています。

常に感謝の心を――その極意については、第五章でとくとお話しさせて頂くことにします。

人生で大事な「気づき」を得るための天風流〝コンセントレーション（集中）〟法

究極の楽園は、「真・善・美」だと、天風先生は言われます。

「真は誠、善は愛情、そして美は調和である。誠とはウソいつわりがなく、本心に悖《もと》らず筋道に外れないこと。そして善とは偏らない愛情から生まれる言葉と行ない。そして美とは調和がとれ均整である」

と説明されています。

難しく言えば、真は認識、善は倫理、そして美は審美の普遍的な価値です。

もっとも脳天気の私は、小難しいことはさておき、素直に、「清く、明るく、美しく」です。

天風先生は、

「人はみな無駄なことを考えている。心の中から不要なものを捨ててしまえばよい。不要な資料も捨ててしまえばいい。きれいさっぱりすれば、大事なものだけが自然に浮かんでくる」

とおっしゃっています。さらにここで、

「心に余計な妄念が溜まっているから気が散るのだ。それを拭い去って、澄み切った気持ちになれば、心に余裕ができる。心の前に現れるすべてのことが受け入れることができるようになる。これが、コンストレーション（集中）だ。こうなれば仕事や勉強は片っ端から自然に片づいていく。そういうことを面倒だと思わなくなる」

ともおっしゃっています。

それはそうだ——と思っても、これはなかなか難しいことです。何でも数値化してしまう幻想工場、妄想工場の脳を集中させる方法を会得するにはまず、算数を思い出してみてください。

あの、「ああでもない、こうでもない」と悩みながら解いていく過程を、思い浮かべてみましょう。突然、「ああ、そうだ」と解答が得られたとき、皆さんはその喜びを全身で感じるのではないでしょうか。

自分の心が迷っているせいで気づかずに見過ごしていた「真理」に、ある瞬間に、自らハッと気づくように、天風先生は導かれたのです。

私たちには、中村天風先生という最強の知恵者がついているのです。「物事を正しく考える」——その方法を学んでいきましょう。

わが身からこんな〝悪臭〟が放たれてないか

心が清らかであれば、一本の線を引いてもまっすぐに引くことができます。心が歪んでいたり、動揺していたりすれば、線は必ず歪んだり曲がったりします。

私の師匠は、天風先生の遺品を整理していたとき、たった「一」という字であっても、その練習量のすごさに驚いたと話してくれました。

自分だけが得をしようと不正を企んでいる人がどこにでもいます。わけのわからない個人主義に甘え、世の中にはエゴにワガママが蔓延しています。こういうことが当り前になってしまったかのようにも見えますが、はたしてどうなのでしょうか。

クリニックの待合室でも、アイツが悪い、コイツが悪い、保険会社が悪い、効かない薬が悪い、オレを治さない医者が悪い――など、いろいろな声が聞かれます。

結局こういう人たちにとっては、

「自分以外のすべてが悪い」

ということなのです。

こんな人たちは、自分がヘドロ以上の悪臭を放っていることに気づかないのでしょう。

あるいは、そのような悪臭を「嫌だ」と思う感覚がマヒしているのかもしれません。

「清く、美しく、正しく、強く」

とは、対極にある生き方です。


二〇一一年三月一一日、東日本大震災による壊滅的な被害を受けた東北地方。

あの惨状のなかで、大きな争いもなく、略奪が横行するでもなく、忍耐強く救援を待つ人々の姿は、外国の報道陣を驚かせ、感嘆させたといいますが、私も、縄文日本人の血を濃く引く東北人のその我慢強さには、本当に心を打たれました。

自然の脅威はすさまじいもので、人間は無常で空しい存在であり、自然と人間の共存の不安定さが感じられた出来事でしたが、無限ともいえる人間の欲望の反省と未来の持続的発展のために、価値感を変えていかねばならないことを、あらためて東北の人々から学んだ思いです。

〝美学〟を持たない人間は信用できない

天風先生は、

「正義を実行すれば、それが自然と運命を運ぶ法則に合致する。本心良心が発動したときの言葉や行ないは尊い。そこには恐れるものは何もない」

と、言われています。

師匠は、『論語』が好きで、ときどき会話の中に孔子の話もでてきましたが、そのなかに、次のような話もありました。

孔子は喉が渇いて泉の水を飲もうとしたとき、その泉が『盗泉』という名だときいて飲むのをやめた、というエピソードです。

不正を嫌うのは、天から与えられた人間本来の清らかな本心良心の作用です。

わずかばかりの誘惑に負けて、自分の良心の目を塞ぎ、大切な心の鏡を曇らせてはならないのです。


大切な心の鏡を曇らせないために、心に留めておきたいのは、

「脳に振り回される必要はない」

ということ。

脳に振り回されるのではなく、脳を正しい順序で使い、行くべき道、正しい道を行くことが大事です。

脳科学的には、
①気づき→②ラベルの貼り替え→③原因の見直し→④関心の焦点を移す
ということです。

つまり、「正しい道」へと進むにも、まず、「気づく」ことがスタートになります。

また、もうひとつ、心の鑑を曇らせないために持ち続けておきたいことがあります。

それは、「粋」です——といっても、ピンとこないかもしれませんね。

「江戸っ子は粋だ」と言われますが、この「粋」の定義は、「やせ我慢」だと、私は思っています。

どれほど欲しくても、わざと欲しくないふりをする。寒くとも、寒くない、腹が減っても、ひもじくない。「武士は食わねど高楊枝」——ですね。

それが、「粋」の原型だと思います。

不正の真綿にくるむより、やせ我慢で風邪をひいたほうが「粋」なのです。

そして、このやせ我慢も「本物」になれば、めったなことで風邪をひかなくなります。

これが「本物」になったら、リンパ球のエリート中のエリート「NK細胞」が頑張ってくれるようになり、風邪のほうから退散してくれるからです。

やせ我慢を支えにして、この貴重な、気高い自分の「美学」を大切にしたいものです。

なにも自分の荷物だけが特別重いわけではない

清らかなものは美しく、そして強い力を持っています。外部からの様々な攻撃に耐え、これを跳ね返す強さを持つためには、心を清く美しく持つことが、最も効果が大きいのです。

世の中の大半の人は、「自分は非常にナイーブで、他人のことを気にしすぎる。他人の気持ちを考えてばかりいる。それなのに相手はみんな鈍感で、私の気持ちが伝わらない」という不満を持っているのではないでしょうか。

お互いにそう思っているのですから、そんなのは「おあいこ」です。

それにだいたい、自分の心だってわかっていないのではないでしょうか。

人間に「耳は二つ、口は一つ」なのは、「よく聴く・聞く」ことが「話す」ことより重要だからではないでしょうか。

それなのに、脳は、自分のことを話しているほうが幸せなのです。他人のことは苦痛なのです。だから、他人のことはどうでもいいのです。

そうして、「自分だけがこんなに悩んでいる」と思い込んでいるのです。

そう思い込むと、悩みという〝悪〟がいよいよ大きく見えてきます。

そんな悩みを持っている人はいくらでもいます。配偶者でも、子供でも、学校でも、職場でも、町内会でも、みなそれぞれに種類の違う悩みをかかえています。

とは言ってもそれらはみな似たり寄ったり、どこにでもゴロゴロ転がっている面白くもない悩みなのではないでしょうか。

そんな悩みの多くは、「自分脳」から生まれています。

少なくとも、あなただけが特別にたくさんの重石を背負っているわけでは、決してありません。

それに気づいたとたん、悪魔の姿は、空気が抜けたように小さくなっていくはずです。

小さな悪魔なら恐れることはありませんよね。簡単にぶっ飛ばしてしまえばいいのです。

ただ困ったことに、世の中にはあなたの言うことに――愚痴や人の批判も含めて――必ず相槌を打ってくれる〝いい人〟がいるものです。また、こういう人たちはグループをつくるのが好きで、いつのまにか〝友の会〟ができてしまいます。

そのなかでは、あなたもきっと、誰かの話にうまく相槌を打っているのでしょう。

それはあたかも、「お互いに話をよく聞いてあげている」ような風景に見えるのですが、実は違う――ということがままあるので要注意です。

ここで思い出してほしいのは、「ネガティブな情報のほうが脳は興奮する」ということ。相手の話を相手の立場に立って親身に聞いてあげているのではなく、実は、ネガティブな情報で脳を喜ばせているだけなのです。

そんな〝友の会〟の関係に甘んじていては、心は曇っていくばかりです。

心の曇りをさっさと払ってください。清らかな澄んだ視界が戻ってきます。そこで相手の真の姿や大きさが見えてきます。

心が曇っていれば、それが見えないのです。曇りのもとになっているのは、妄念であったり、甘えであったり、ワガママであったり、見栄であったり、嫉妬であったりします。

こうした「自分脳」が、勝手に心を曇らせてしまうのです。

けれど、悪魔が意外と小さいとわかったら、こちらのものです。こちらから追いかけて、追い払ってやればいいのです。

〝やり直し、出直し〟はチャンス再訪ということ

清いものは強くて美しく、美しいものは、明るい。

「例えば右を見れば繚乱たる花園があり、左を見れば死骸がごろごろ転がっているとしよう。そんなときには右を見ていればいいじゃないか。わざわざ左を見て世の中を嘆いてみせてもだれもほめてくれないよ」

――と、天風先生は言われています。

明るく、美しい方だけに目を向けていればいいだけなのに、わざとらしく眉間にしわを寄せたりしかめつらをしたりしていませんか。

そんな顔をしていれば、周りも陰気になり、近づくのもめんどうになります。「さわらぬ神に、祟りなし」です。

やる気・快感サーキットを全開にするためには、まず、自分の姿、形を美しくすることです――と言ってもこれは、容姿のことではありません。

で、どうやって――？

難しく考えることはありません。

ただ、「笑顔」でいればいいだけです。

笑えば「扁桃核」が元気になる。それならついでに、「縫線核」を元気にしてみましょう。中庸・調和の脳を刺激して、セロトニンを体にみなぎらせるのです。

それには、目を輝かせて、口元をキリッと結んでみましょう。胸を張り、肩を引いて背すじを伸ばします。そして、普通よりも少し速い足取りで、リズミカルにサッサと威勢よく歩きましょう。明るい二〇〇〇ルクス以上の太陽光の下で二〇分間。それ以上のときにはサングラスをかけたほうがよいですね。

では、雨の日はどうする?

実は、チューインガムやスルメをリズミカルに噛むのも効果的なんですよ。

たったこれだけです。これだけで、自然に気力体力が漲ってくるのです。

これは、誰にでも、今すぐにできることです。誰に遠慮することもなく、即刻実行できます。とは言っても、長年の習慣が尾を引いて良い笑顔や姿勢が保てなかったり、気力が衰えて、また元のようにみっともない形になってしまうこともままあります。

そうと気づいたときには、すぐに改めさえすればいいのです。何べんやり直しても、少しも恥ずかしいことではないのです。

天風先生は、

「人間は、忍耐苦よりも、自己の命に喜びを味わわせることに生きがいがあるのだ」

と言われています。

やってもやっても、うまくいかないことがあります。途中まではうまくいっているように見えても、最後のところでどうしても駄目になってしまうこともあります。

またはじめからやり直しだ——こんなときには、ついつい気が滅入ってしまいます。けれど、投げだしてしまうわけにはいきません。溜息をつきながら、またやり直すことになります。

そこで、心の置きどころを変えてみることです。

「やり直せばもっとよりいいものができるはずだ。少なくともその機会が得られたのだ。どうせやるなら、びっくりするほどいいものにしてやろうじゃないか。

何度でもかまわないよ。さぁ持っておいで」

天風先生は、やさしく言ってくれます。

好きで、楽しければ、自然にできるようになる——「側坐核」にスイッチ・オンです。

すると潜在意識も協力してくれて、まったく新しいアイデアまで浮かんできますよ。

〝自分の使命〟を果たすためにこの命を拝命して生きている

この章の最後に、天風哲学の根本的な考え方を、あらためて心に刻みつけておいて頂きたいと思います。それは、

「この世の中は、苦しいものでも悩むべきものでもない。この世は、本質的に楽しい、嬉しい、そして調和した美しい花園の世界である」

――ということ。

けれど現実には、この花園が汚れていたり、ゆがんだもの、曲がったものに侵されていることが多々あります。

〝モノ〟が多くなり過ぎ、あり余ってくると、世の中で美醜の判断が混乱します。汚れたもの、ゆがんだもの、曲がったものは、そこへつけ込んできます。しかも、いかにも清潔そうに装って紛れ込んでくるのです。

そんなものを、花園に入れてはいけないのです。

そのためにはどうすればいいのでしょうか。

簡単なことです。

ただただ、心の中を「清く明るく美しく」しておけばいいのです。

こうすれば余計なものは入ってこられないのです。

いつも微笑を絶やさず、穏やかな表情で、さわやかな言葉を交わしていれば、悪魔が入り込むすきがありません。

しかし、攻めるほうは攻撃場所を一カ所に絞ることができますが、守るほうは、昼も夜も、すべてに目を光らせていなければなりません――が、これが非常に、難しいのです。

中国の兵法の書物『孫子』でも、

「戦いて勝つは易く、守りて勝つのは難しい」

と教えています。

一〇〇パーセントの防衛は不可能なのです。敵はいつどこから攻めてくるかわかりません。

いつの時代でも、泥棒が先で、錠前は後から追いかけることになっています。

病気も同様に、病気が先で、薬は後からついてきます。対症しかできないのです。

敵は、無差別に、目から、口から、耳から、鼻から、身体のどこからでも侵入してきます。泥棒は防犯カメラの目を盗んで侵入する。防ぎきることなんてできないのです。

では、どうすることもできないのでしょうか――。

いやいや、実は、簡単なのです。

武道の達人の極意「相抜け」というものがあります。

「さらり」といなしてしまう技ですね。

あるいは、車窓の外の景色のようにスイスイと飛ばしてしまえばいいのです。

あなたの心を汚すもの、ゆがませるもの、曲げるものが向かってきても、するりするりとかわしてしまえばいいのです。

「許せないなら、忘れろ」のごとく、後へ残さなければいいのです。

なんといっても人間は、「忘れる」という特技を持っているのですから。

勇気を持って、絶対積極の心で、吹き飛ばしてしまいましょう。

それでもなお、飛ばし切れなく残ったものをどうするか。

嫌なもの、汚れたものが残っていると健康や仕事の上に支障が起こります。ここまで理解できたならば、もう避けてはいられません。敢然としてチャレンジするだけです。

もう、あなたは以前のあなたと違うはずです。

天風哲学に触れれば「清く明るく美しく」そして何も恐れなくなります。

こうしていれば、「交感神経過緊張症」なんていうものも、どこかにいってしまうのです。

「清く明るく美しい」ものは、強いのです。

あなたの心は、天の心とピタリと一つになっている。もう宇宙でこわいものなどないのです。最も美しいものは天であり、そして、人間の心は天なのです。

天の恵みは、万物の上に分け隔てなく降り注いでくれます。ですから、ドン！と胸をたたいて、「私の胸の内には天があるのだ！」と宣言してみてください。

これこそ最も気高く美しい、そして最も強い力になります。

そこには、挫折も迎合もあってはなりません。

心の正しい動きによって、心の中から悩みや苦しみを除き去ってしまいましょう。

その後には、自然に感謝し、歓喜が泉のように満ちみちてきます。

「交感神経過緊張症」から解き放たれる瞬間です。

あなたを、すべてのものから解き放ち、真に自由にしてくれる天風哲学の真髄に、この後、四章、五章でとくと触れて頂ければと思います。

第四章

言葉一つ変えるだけで、人生は動いていく

賢い頭の切り替え法

人は、同時に異なった場所にいることはできません。

また、光と闇とは同居できないように、一つの心の中で同時に、喜びと悲しみを同居させることはできない――喜びに心を弾ませながら、悲嘆に暮れることはないのです。

喜ばしいことと、悲しいこと。嬉しいことと、つらいこと。プラスのこととマイナスのことが同居してプラマイゼロになるのではなく、心のなかは常にどちらか一方に限られます。

そして世の中はどうなっているかと言えば、つらいことや気に入らないこと、悲しいと思えることが、充満しています。

だいたい自分の思い通りにはならないもの。世の中、そんなものなのです。

プラスのことよりマイナスのことが、世の中を席巻しています。

そして実は、多くの日本人の脳のなかでも、同じことが起きているのです。

第一章でもお話しした通り、そもそも、日本人の九八%は、不安を感じやすい遺伝子を持っているために、不安を抱きやすく、ネガティヴにものごとをとらえやすい民族なのです。「こうなったら、どうしよう」と、いつもいつも、過去・現在・未来を心配している、「取越苦労民族」です。

そういう民族なのだから、不安になったりマイナス思考にとらわれても仕方がないとあきらめる前に、天風哲学「やる気・快感サーキット」を全開させましょう。

天風哲学「やる気・快感サーキット」の具体的開発法は第五章で詳述しますが、今・現在で心の持ちようが変わるのが人間です。ふと気づいたときに、「絶対積極」になればいいのです。

何事もプラスに受けとるかマイナスに受けとるかで、行動や結果が正反対になることが多いものです。

マイナスに受けとれば気持ちが消極的になり、行動に勢いがなくなります。脳内伝達物質も、興奮しなくなります。

ですから、日常生活の中で常に自分の心の姿を「内省検討」してみましょう。

そして、自分にマイナス思考する心や、消極的・否定的な言動があれば、その心を積極方向に向けさえすればいいのです。

そうすれば「やる気・快感サーキット」のスイッチが入るというものです。「結果オーライ」です。

もっとも、「プラス思考に！」とは言っても、つらく悲しい現実に直面すると、なかなか切り替えられないことも多いですね。

それで当たり前なのです。

けれど、「嘘でもいいから、笑ってみな」を実行してみるだけ、笑ってみるだけで、心の向きは確実に違ってきます。これは、理屈ではなく、現実なのです。

そして、「嘘でもいいから笑った」、その後に、積極的、肯定的な言葉を出してみてください。

「がんばろう！」なんて言葉だけでもいいのです。

言葉が口から出ただけで、すでにあなたの心は前向きになっているはずです。

目的意識を明確にして、集中力を高める

行動は心の表現です。大切なのは、きびきびと行動すること。

きびきびした行動をすると、縫線核、側坐核の興奮のスイッチが入り、セロトニンの分

泌が活発になります。するとそれが心にフィードバックされ、さらに心がきびきびしてくるのです。

だからこそ「心の切り替え」が大切なのですが、この心の切り替えには強さが必要です。絵の具は、白と黒を合わせると灰色になりますが、行動に結びつく心に、灰色はありません。目的があいまいでは駄目なのです。光か闇か、つまり、「青班核」優位か「縫線核」優位か、そのどちらか一方だけです。

そして、今もし「闇」にあるなら、それを光に切り替えるためには、「強さ」が必要なのですが、その「強さ」は「目的」によって得られます。

言い換えれば、心の切り替えには、「目的意識」が必要なのですね。目的・強さがあれば、集中力が生まれ、側坐核、中隔核にスイッチオンされて、闇は光に切り替わります。目的・強さがなければ、こうはいきません。

ですから、「なんとなく」のような曖昧でいい加減なことではだめなのです。とにかく意識して切り替えること。目的意識を明確にしておく必要があるのです。

前頭前野の鮮明な目的意識に向かって行動すると、全脳はすべて頑張り始めます。快感神経系A_{10}神経をひたすら目的に向かって集中させ、走らせるのです。

この集中力をさらに高めるためには、やる気の神経系A_6神経を鍛えておくことも大切です。

「積極」の心

「リストラ」とは、本来は「人員削減」「首切り」ではなく、「再構築」という意味であることをご存知の方も多いと思います。人員削減はあくまで「再構築」の一手段でしかなく、単に人だけ減らして、本来的な「再構築」が置き去りにされては本末転倒。会社の業績は上がるどころか、むしろ業績ダウンになりかねません。

ところが現実には、業績不振に陥れば人件費を削るためにただ「人減らしをすればいい」式のリストラが横行しています。

会社を追われた人も災難ですが、だいたいは、人は減っても仕事が減るわけではないので、残ったほうも地獄です。

そのような無謀なリストラにあっても、「積極の心」があれば、危機を乗り越えることもできるのです。

例えば、ある会社の営業部門では、それまで八人でフル回転していたところを、突然の人員削減で三人減らされ、五人で稼働しなければならなくなったとします。

人員は減っても、ノルマは変わりません。課長〈側坐核〉は呆然として上司〈前頭前野〉に抗議しますが、上司は、「会社も苦しいんだ。それで何とかしろ」と取りつく島もありません。

八人で頑張って達成できなかった目標を五人で達成しろというのです。それは無理難題というもの、不満に思わないわけがありません。

けれど、課長は考え方を一転しました。課長が元気でない会社は、いつでも駄目になってしまいます。

課長（側坐核）は、コンピューターで言うなら「インターフェイス」なのです。

不平不満に目を向けても何も変わりません。それなら、いっそ積極的・肯定的にものごとを考えて現状を受け入れてみよう――五人で八人分の業績をあげることに挑戦してみようじゃないか、と考えたのです。

そこで課長は、欲の脳（視床下部）、表情・態度の脳（大脳基底核）、好き嫌いの脳（扁桃核）、記憶の脳（海馬）、記憶・学習・言語の脳（側頭葉）が、「なぜ、できないか」よりも、「どうすれば、できるか」という見方で知恵を集めようと考えました。

そうして課長は、まず、次の四つの目標を立てました。

第一は、仕事を進める仕組みを変えること。

第二は、メンバー全員がそれぞれのエキスパートになるために勉強をし直すこと。
第三は、自分たちの職場全体の雰囲気を変えること。
第四は、課長としてのあり方、やり方を変えること。

これらの目標を達成するために、部下と、あらためて仕事を一から見直す作業に取り組みました。製品の研究、セールスポイントの探求、競合品の研究、見込み客の条件設定、得意先の再検討、営業戦略と戦術、……。

そして、課長としての事前管理と情報管理までを、徹底して話し合ったのです。

「駄目だ」「無理です」「できません」と口に出してしまえば、真っ暗なトンネルの中しか見えなくなります。

課長が失調すれば、様々な疾患、神経症、ストレス病、ウツ病など、気力をくじく病気を発症してしまうでしょう。この失調が激しくなれば、パニック状態に陥ってしまいます。

巨大な壁の前でただただ唖然呆然としていても、何も始まりません。

「こうでなければならない」「こうしなければならない」という定型などないのですから、現実に即して、自分のほうが変化すればよいのです。

「やります」「できます」「頑張ります」と言えば、針の穴ほどでも光が見えてくるものです。光が見えてくれれば、脳内伝達ホルモンもフル駆動し、脳内伝達物質のバランス、自律神経のバランスも改善します。

天風先生も、

「変化こそが成長のチャンス」

と言われています。

マイナスの状況をマイナスのまま受けいれては、生まれるはずの知恵も生まれません。マイナスをプラスに逆転して、積極的に考えれば、必ずアイデアが生まれます。

「積極の心」が、側坐核を興奮させ、そうしてアイデアを生み出すのです。

アイデアの扉を叩く力は、天風先生の言う、

「明るく、朗らかに、生き生きとした勇気」

の中に生まれるのです。

誰にでも、怒りが爆発するようなこと、悲しいこと、絶望するようなことは起こります。このようなときには、ドーパミンがノルアドレナリンに変身し、側坐核にブレーキがかかって、青班核が暴走してしまいがちです。

このような青斑核の暴走を抑えるには、「怒らず、怖れず、悲しまず」です。

そのためにも、「積極の心」を常に忘れないでおきたいものです。

〃必ず守るべき〃絶対基準〜「社会への貢献」と「創造性」

自分自身の健康と運命をしっかりと扱うこと。

人が人として、より良き人生を歩むには、これが大前提です。

天風先生は、「まず人間をつくれ」と言われます。

まず、第一義的な人間本来の生き方をしなければならないのです。

人間本来の生き方とは、人のため、社会のために貢献する生き方です。

ところが、実際に生きていると、これほど忘れやすいものはありません。目先のことばかりに目がいってしまうのです。


ちょっとここで、孔子と弟子の、ある話をご紹介しましょう。

孔子の弟子たちが師に問いました。

「先生のように聖人といわれる人は、乱世にあっても三十年先が見通せるのでしょうね」

孔子は答えます。

「お前たち、この川を見るがよい。この大河は、お前たちが生まれる前から、またお前たちが死んだ後も、ずっと変わらずに流れていよう。しかし、もっとよく見なさい。この川の水の流れは、かたときも同じ水ではない。このように一つの川にしても、変わらぬものと変わるものとがある。この変わらぬものと変わるものの道理さえわかれば、三十年はおろか三百年先も見通すことができるのだ」
——と。

人の生き方も同じです。

言い換えれば、人間として、「変えてはならないもの」と「変えていかなければならないもの」がある、ということ。それを見極めて、毅然として立ち向かえる力と勇気と信念の人間力が、求められるのです。

「人間をつくる」とは、「絶対的な価値を基準として、相対的な価値に目を奪われないこと」です。「他人（ひと）がするから自分もする」——これではいけません。

絶対的価値が必要なのです。

現代社会は、目先のことに目がどうしてもいってしまいます。しかたがないと言う人もいるかもしれません。しかし、目先のことばかりに目がいってしまうと、心が消極的になってしまい、元も子もなくなってしまいます。

まず、「社会の貢献」という絶対的価値を基準に行動しなければならないのです。

この絶対的価値基準がなく、相対的な価値基準に流されてしまうと、脳内伝達物質のアンバランスをきたしてしまうのです。

社会の貢献という理想、志を高く持ち、目先のことだけを追わないという信念を貫くことが大切です。

心身統一～自分が心と体の「主人」となって、心と体を自在に使いこなす

人間が動物と違うところ、それは「創造性」があることです。

この人間特有の「創造性」は、脳の前頭連合野で生まれます。

快感神経系A_{10}神経はこの前頭連合野までのびていますが、この末端には、〝オートレセプター〟（自己受容体。自分が分泌している神経伝達物質の量を感じとるしくみ）がありません。

通常の神経末端には、オートレセプターがついているので、神経伝達物質を分泌し続けることはないのですが、ここではこのオートレセプターがないために、神経伝達物質は分

泌されっぱなしになります。

そうすると、どうなるのでしょう――？

A_{10}神経から出るのはドーパミンです。オートレセプターがないなか、ドーパミンがこのように際限なく出されると、当然、過剰活動を引き起こします。

脳は活動の活発さのあまり、試行錯誤を始めるのですが、これが創造性の源となるのです。創造性は、こうして「やる気」に駆動され、明確化され、そうして、人間だけの創造性を創りだします。さらに同時に、目的意識も創られます。

人間の脳とは、こんなにもすばらしいものなのです。

それゆえ、「人間をつくる努力」をしなければならないのです。

体は人間にとって、生きて活動していくための道具にすぎません。人間は体の条件だけで生命を維持しているわけではないのです。一方また、心だけで生命を維持できるものでもありません。

「自分とは何か」と問うたとき、心だけでもなく、肉体だけでもないことがわかると思います。しかし、心も肉体も自分のものでありながら、理性とは裏腹な、勝手な主張をします。

今は話を聞かなければいけないときだとわかっているのに、心は別のほうに向いていてしまって、話が頭に入らない。頑張らなければならないときに、なまけ心が起こる。意に反して、とんでもない食欲、性欲が起こる——そんなことがえてして起きてしまうというわけです。

世の中のもめごと、争いごとというものも、たいていはこうして起きてしまうのです。

こうして、理想や目標を持っていても、「自分」というものがいつの間にか心や体に使われてしまい、別の方向に進むことになってしまうのです。

それを「人間らしい」という言葉で無責任に許してしまう人もいます。しかし、それを許したままの人生では、いったい何のために生きてきたのか——ということになります。

確かに人間は、心や体に使われやすいものです。しかし、人間としての使命がある以上、そのことを認めてしまっては、肯定してしまってはいけないのです。

人間は、自らの心と体の「主人」として、それを使いこなさなければならないのです。

そのために天風先生は、「心身統一法」という方法論を説かれました。

心や体に人間が使われていては、人間としての使命が果たせない。使命を遂行するためには、自分が心と体の主人となって、心身を自在に使いこなさなければなりません。

そのために「心身一如」の生活を実践しなければならないのですが、それには、前頭前野を鍛えなければならないのです。

この「可能性」を確信すれば、いつでもあなたは生まれ変われる

釈迦は、「この世に生を受けることは苦だ」と説きました。生老病死、それは人間として免れることはできない苦しみである、と。

それゆえその苦しみから逃れるために、人間はいかに生きるべきかを説いた釈迦は、「セロトニン」の研究のエキスパート〈縫線核〉だったと言えるのではないでしょうか。

その釈迦の時代から二五〇〇年の時を経た時代に、天風先生は、人間が抱く苦しみを楽しみに変えるために、真人生を実現する「絶対積極」の心を説かれました。

宇宙は進化と向上を目指して、絶え間なく創造活動を続けています。すべての生きとし生けるものは、宇宙の産物です。それぞれの役割を担い、それぞれの意味を持っています。

人間もまた、然りです。

ただし、人間はその単なるワン・ノブ・ゼムではありません。その先頭を走る生命体なのです。進化と向上を目指す、宇宙の「トップランナー」なのです。

そういう認識の下に、天風先生は、

「人間は尊厳犯すべからざる重大な使命を遂行するために生命を受けた」

と説かれています。人間本来の姿は、宇宙の目指す創造の生活にあります。それは、命のある限り、忘れてはならないものです。

先に、人間の脳の前頭連合野には〝オートレセプター〟がないお陰で、人間の創造性が生まれた、という話をしました。

では、どうして人間だけにオートレセプターが欠けているのでしょうか。

それは、宇宙の進化・向上に合わせて急激に脳が肥大化したために、取れてしまったのでしょう。そう考えてみれば、オートレセプターが欠けてしまったことにうなずけますね。

もっとも、大脳が大きくなったから創造性が生まれたのか、創造性があったからこそ大脳の肥大化が促されたのかは、実のところ私にはわかりません。でも、いずれにせよ、人間に「創造性」があるのは確かなこと。このような創造性があって、本当によかったと思います。

脳科学者の川島隆太氏が、氏の著書『五分間「活脳法」誰でもできる頭の鍛え方』（大和書房）で、「頭の良し悪しには二つの要素があり、ひとつは知識量の多寡、もうひとつは、十分な知識の土台があったうえで、それを上手く使えるかどうか、である」と言っています。

たとえたくさんの知識を持っていても、それを活用できなければその知識はないも同然。知識が豊富で、なおかつその豊富な知識を有効に活用できる人、駆使できる人こそ、真の意味で「頭がいい人」ということになると、氏は説いています。

そうだとすると、「知識をどう使うか」が問題になるわけですね。

脳に蓄積されている知識の活用には、「前頭連合野」が関わっていますが、過去にため込んだ知識の活用だけではありません。

今現在、見聞きしている情報処理も、この前頭連合野が担っています。

知識は脳の様々な場所にある引き出しにため込まれますが、今見聞きしている情報を知識として引き出しに納めるよう命令するのも、この前頭連合野です。

このように、知識を貯める→使う、という一連の働きをマネジメントする「指令塔」ともいえる前頭連合野を上手く使える人＝頭の良い人、ということになります。

また、どんな行動をするときにも、その指令を出すのはすべて前頭連合野です。

何もない状態から何か行動を起こすきっかけになるのは、知覚がとらえた情報です。

外界の刺激が末梢の感覚器官から入ったとき――見たり聞いたり触ったりして、何らかの情報をキャッチして、「どうするか。何をするか」を最終的に判断し、具体的な運動の命令を出すのが前頭連合野なのです。

前頭連合野は、いわば脳全体を指揮する「指令塔」なのです。

このように説いている川島氏は一方で、「前頭連合野を鍛えれば、創造力を発揮できるようになる、という短絡的なものではない」とも言っています。

たとえて言えば、基礎体力をつけさえすれば、スポーツが上手くなるというものでもなく、スポーツの上達には、トレーニングを重ねて技を磨いていくことが必要になる、ということ。

創造力を高めていくには、創造的な作業を行うトレーニングを積むことが不可欠です。

ちなみに、前頭連合野は、人間以外の動物ではほとんど発達していません。

言い換えれば、この前頭連合野こそが、「人間を人間たらしめているところ」と言うことができる、と川島氏も言っています。

そうです。「人間らしさ」の発現のためにも、脳をヒマにしてはいけないのです。

切磋琢磨、「真・善・美」を追及し、脳を鍛えあげましょう。脳は、今でも進化・向上中だということを忘れてはいけません。決して退化の方向にもっていかないでください。

自己成長に不可欠な〝無言の圧力〟〜社会に貢献するという「大欲」

世の中に喧伝されている、いわゆる成功者と言われる人が、すべて立派な人格者とは限りません。実際には、人格者とは正反対の人も少なくありません。

私の職業は、「医師」です。弱冠二四歳にして「先生」と呼ばれるようになり、そして、上意下達の世界です。いわゆるお婆ちゃん子のようにちやほやされ、ついつい自分は偉い、敬われて当然と思い込んでしまいがちな危うさがあります。

こういう人たちが最終的に人生の成功者となれるかどうか、それはいずれ答えが出てくると思います。

一方で、世の中に知られなくても、小さな成功を収めた人たちの中には、努力して自分を磨いた人格者がいるものです。

私の育った町には、歴史こそありませんが、下請企業の中小企業がたくさんあります。手術道具で困っているときには、何でも作ってもらえます。コツコツと腕を磨きあげてきた、すごい人たちの集まりで、本物の人格者がたくさんいます。

彼らはなにも、自ら人格者になろうとしてなったわけではありません。人に役立つ自己の完成のために努力した結果なのです。

彼らの最終目標は、「達成感」だったのです。

この達成感こそが「やる気・快感サーキット」のスイッチです。

「好奇心」がものごとを始めるときに沸き上がる気持ちよい感情とすれば、「達成感」は、完了したときに生じる最高の快感・感情なのです。

完成した喜び、達成感は、成功体験の快感として、扁桃核、海馬系の記憶に強く残り、次の好奇心の導火線となっていきます。こうして、「好奇心↓やる気↓達成感↓やる気↓好奇心↓達成感……」という素晴らしいサイクルが繰り返されていきます。

ちょっとした成功体験でもいいのです。これを、積み重ねていくということが大切です。

これが上手くいけば、意欲的になれ、集中力も生まれてきます。そうすると、次のステップも簡単にクリアできるようになるのです。

そしてこの頃にはもう、「好きで好きでたまらなく」なります。「楽しくてたまらなく」なってしまいます。

ここまでくれば、やる気はさらに加速されます。

そうなると――現にこうして、ラブ・レターも読書感想文も書いたことのない筆無精の権現が、ペンを握っているのですから、自分で言うのも何ですが、不思議なものです。奇跡のようです。

天風哲学を学ばせてもらった師匠にも「君ならできる」とおだてられて、ますますやる気満開。まさに、「豚もおだてれば木にも登る」ですね。

少し脱線してしまいましたが、要は、「成功」するには、「人格者」たること。そして、「人格者」となるためには、天風先生の言われる通り、「まず、人間をつくる」こと。

「人間をつくる」ためには、人は、自分の心と体に対して自分が責任者にならなければなりません。心身の管理は、自らの仕事を成す上での大前提、必須要件です。

そしてさらに、少しでも社会のお役に立つことをする。それが人間の「使命」です。

私は独立開業して一八年になりますが、その間、風邪にもインフルエンザにもかかったことがありません。サッカー少年から整形外科医となった私は、数々の骨折、脱臼、脱臼骨折、靱帯断裂を経験、さらにかつては、じんましんに過敏性大腸症候群という持病がありましたが、今ではすっかり影を潜めています。

師匠に師事してからというもの、とにかく痛みや病で悩んだりすることがなくなりました。もっとも時には、患者さんを治療している最中に、アクシデントで体の具合が悪くなったこともありましたが、少し休憩をしただけで、痛みをがまんしながらもなんとか仕事を続けることができました。自分でもビックリでしたが、それもこれも、天風哲学があったからです。

〝天風哲学〟には、「社会に貢献する」という、大欲があります。

この大欲を目的にして使命を遂行すれば、仕事、愛情、お金という私的な成功も、結果としてついてきます。

そしてこの使命を遂行するために重要なのは、自分が心と体に使われず、むしろその主人になるための自己改革が必要だということです。

目標がどんなに大きくても、そこに到達する方法論が間違っていれば、それは絵に描いた餅になってしまいます。もちろん、小さな成功もおぼつきません。

成功はすべて、自分が「自分の運命の主人公」となって自己改革することから始まります。この自己改革ができない人は、決して人格者にはなれませんし、真の成功者になることもないでしょう。

無関心、無感動、無気力のとんでもない三無主義

現代社会に蔓延する、「無気力」「無関心」「無感動」の三無主義。

好奇心や達成感に重要なのが「欲」であることはご理解頂けていると思いますが、やる気の脳と欲望の脳である「視床下部」の関係についても前述した通りです。

視床下部は、より良く生きていこうとする生命の根源的な力を生むところです。

欲は人間にとって、根源的に重要な力であり、決して「欲が強いから欲張り」などとけなしてはいけないのです。

欲張りで欲が強いほど、「やる気」にとってはいいことなのです。

しかし、「無関心」「無感動」「無気力」の三無主義に陥っている人は、この視床下部が弱っているのです。天風先生の心配していたことが、現実になっているのです。

それもこれも、現代は情報時代。「欲」を強く感じる以前に、欲しいものが目の前にやってきてしまうことも、三無主義を増長する一因になっていると言えるでしょう。

自分で「こんなものが欲しい」と思うより前に、テレビのコマーシャルや新聞・雑誌、インターネットの広告が、「あなたはこんなものが欲しいのではないですか？」と、様々

な商品やサービスをつきつけてきます。
『やる気を生む脳科学』で有名な大木幸介先生の言葉を借りれば、「欲・欲望の先取り」です。「欲を自分で感じるのではなく、感じさせられているのが現代人である」と先生は言っています。

このような時代にあっては、欲の脳である視床下部自体が、「自分から働こう」という気力を失ってしまうのです。

視床下部はきわめて原始的な脳で、胎児期から幼少期にかけて急成長します。そのほか、好き嫌いの脳（扁桃核）、やる気の脳（側坐核）も急速に発達します。さらに、いわゆるハングリー精神も根性も、この時期に最もよく育成されていくといいます。

この時期にある子供たちは、未知の世界への好奇心がいっぱい。未知の世界を知りたいという「欲」が本来あるのですが、それらがすべて満たされて育ってしまったら、視床下部は発達の機会を失ってしまうのです。

日本は第二次世界大戦後、昭和の高度成長期を経て、物質的には豊かな社会になりました。「明日は今日より良くなる。良くしよう」と社会全体が一丸となって突き進んでいた高度成長時代。その時代を動かしていたエネルギーは、「欲」にほかならなかったのです。

しかし、その豊かさの代償として、「視床下部」が衰え、より良く生きていこうとする生命の根源的な力を失ってしまったかのようです。

また、高度成長期には食糧事情も飛躍的に向上し、日本は「飽食の時代」を迎えました。それと同時に、飢餓感（ハングリー感）がなくなり、食欲の脳（摂食中枢）も刺激されにくくなり、発達が阻害されるようになりました。

さらに、高度成長時代が終焉すると、人々の間に「安定志向」が拡がり、親や社会が敷いたレールに乗って育っていくことに疑問を持たない子供も増えていきました。

こういう子供たちが成長し、そうして、ハングリー精神を失った、根性のない人間が世の中に蔓延するようになったのです。

このようなことで、日本の将来はどのようになっていくのでしょうか――。

「やる気」を失った社会は、衰退の一途をたどることは目に見えています。

しかしここで憂いていても始まりません。

欲がない、やる気がない、根性もない大人に育ってしまってからでは時遅し、ではあるかもしれません。

それでも、「欲の脳」を鍛える必要があります。

今後は、「先の読めない社会」であるからこそ、そのような社会を生きぬくためにも、やる気を強めておかねばなりません。これからの世の中は、「やる気」がなければ生きがたい世の中だからです。

天風哲学を学び、明るい未来の日本を皆で築き、世界に「日本あり」を発信したいものですね。

この〝三つの準備〟ができていれば、毎日が最高のバースデイだ

自己改革に取り組むときには、三つの心構えが必要となります。

第一は、自分自身に安っぽい見切りをつけないことです。

「もう年だから」なんて、特に駄目です。

脳は若いのです。特に潜在意識は、青春時代のようにみずみずしいのですよ。

今の日本人は、他人を数字で見てしまう、測ってしまう傾向にあります。あの人は偏差値がいくつの学校を出たとか、給料がいくらだ……などなど。偏差値主義に、拝金主義がはびこっています。

人を見るときには、「物差し」をどこにおくかが大切です。相手を自分だけの物差しで推し測らないこと。また、相手の物差しで自分を測ったり、相手を基準にして自分を考えたりしないことです。こんな物差しで過ごしていると、「青班核」を刺激してしまいます。

物を見る尺度は十人十色。もちろん間違いというものもありますが、それなりに正しい、いく通りもの物差しがあります。それを受容できるかどうかが、人間の「懐の深さ」になります。

とは言っても、他人の物差しを受容すること、他人の物差しで自分を測ることは、できません。


天風先生は、「いつも明るく、朗らかに、颯爽と」ということを強調されました。これは、「やる気・快感サーキット」を刺激する第一歩です。

朝の挨拶は、大きな声で明るく言うのがいい。けれど、ただ大声を出せばいいというわけではありません。声は小さくても、張りのある、清々しい声もあります。ふんわりと相手を包んでくれる声もあります。それを、声の大きさだけを価値基準にしてしまったら、軍隊になってしまいます。

しかし、そういうことを感じていながら、声の大きい人の物差しを自分に当てはめる。あるいは、やさしさを基準にしている人の物差しを自分に当てはめて声を出す――。

そういう具合に、その場その場で、他人の物差しを自分に当てはめていると、自分が右往左往することになってしまいます。

主体性がなくなり、「いったい自分は何者か?」ということになってしまいます。すると、不安の回路がフル回転してしまうのです。

こうならないために——主体性を確立するためには、まず、自分を磨かなければなりません。

そして、自分を磨くためには、自分の過ちや失敗に気づいたとき、悔んだり言い訳したりせずに、すぐに改めることです。

天風先生は、そのことを、こんなふうに言っています。

「そうだと気づいたときが、あなたのバースデイです。そのときは、早すぎもしないし、遅すぎもしない。一番のバースデイです」

——と。

「もっと早く知っていれば」と言う人には、天風先生は

「何を贅沢を言うか、今そう思ったときがスタートなんだよ」

と諭されたのです。

これこそが、「やる気・快感サーキット」のスイッチ・オンなのです。

第二は、いつも積極的であること。

「遅すぎた」などという発想をしないことです。失敗しても悔やまないことです。

「失敗は次の成功のために天が自分に示してくれたメッセージ」と思えばいいのです。そのために、いついかなるときも感動と喜びを持って、勇気と信念を失わないことです。これで即座に、「側坐核」にスイッチが切り替わります。

第三は、何事にも真剣に全力でぶつかること。

現代人は、「エネルギーは一定だから、全力投球しないですむところは、できるだけ手を抜こう」という傾向があります。

天風先生は、これを戒めました。「後で疲れる。エネルギーを消耗する」という消極的な考えがあるから、疲れるのです。何事にも全力でぶつかれば、疲れることはない。脳内伝達物質も無限大なのです。

脳内伝達物質は不滅です。前頭連合野を鍛え、ジャンプしましょう。

そうやって何事にも全力でぶつかっていくからこそ、自己改革できるのです。

脳は有言実行のスペシャリストです。余力を残して物事に対する姿勢では、自己改革は絶対にできません。

「大丈夫」「できる」という積極的、肯定的な言葉から活路は拓ける

言葉を喋るのは人間だけです。動物はそれなりのコミュニケーションをとっていると言われ、イルカも喋っているというのですが、実際のところは不明です。

その人間の「言葉」は、とてつもなく強烈な感化力を持ちます。

それゆえ、言葉一つの違いが、大きな違いを生み出します。

例えば、「しなさい！」と「しましょうね」という言い方の間には、大きな隔たりがあります。

「いったい、どうしてくれるんだ！」と言われたら、憎しみしか感じませんね。そう言われたら、ノルアドレナリンが戦闘開始し、表情だってきつくなります。

一方、「どうしたらいいと思う？」と投げかけられれば、素直に反省してしまいます。

言葉とは本当に恐ろしいものです。

ところで、この言葉の感化力は他人に及ぶだけではありません。言葉を発した自分自身にも跳ね返ってくるのです。

潜在意識が、その言葉のすべてを自分のものとして感じとってしまうからです。それゆ

え、消極的・否定的な言葉を吐くか、積極的・肯定的な言葉を使うかで、その人のライフスタイルまで変わってしまうのです。

平成不況、バブル経済がはじけてからというもの、日本人はすべてに消極的、否定的な言葉ばかりを発しています。

確かに経済問題は、国の問題です。個人だけではどうすることもできません。

それでも、いや、それだからこそ、自分のことは自分でするしかないのです。

ところが、これまで何度となく申し上げている通り、日本民族は、「不安民族」です。

老後が不安で不安でしかたありません。

そこで、「備えあれば憂いなし」とばかりに、「年金」のほかに「個人年金保険」、それに「貯金」の三重の保障をかけるのです。

しかしこれで、不況がよくなるわけではありません。根本的な解決にはならないのです。

「どうせ何をやってもダメなんだから、こうするほかはない」という消極策に走るのです。

ビジネスでも同じです。

「一体どうするつもりだ」と聞くと、「あれもできない、これもできない」と官僚の答弁のように、ダメだという理由を理路整然と並べているだけなのです。

こういう消極的、否定的な言葉を並べていたら、成功するための知恵は絶対に出てくるわけがありません。こういう言葉は、成功するための知恵を拒絶するものだからです。

まず、できない理由を考えたら、前には絶対進みません。

どの神経核も興奮しません。

すべては、「できる」「やれる」という肯定的な発想からスタートしなければ、成功はあり得ません。

このときに大切なのが、言葉なのです。

脳のスイッチを入れるのも、言葉なのです。

人間は言葉で考えます。そして、言葉で、発想が規定されるのです。

ですから「駄目です」「できません」という言葉は使わないことです。

「大丈夫」「できる」という積極的、肯定的な言葉から活路は拓けてくるのです。

もし、あなたが、「できません」を最初に考えてしまうような人間になっているとしたら、今、この瞬間から変えてください。「できます。大丈夫」派へ！

あるいは、「痛いけれど大丈夫」「つらいけれど大丈夫」にしてみましょう。

そうすれば、できない理由のなかでどうあがいても脱け出せなかった袋小路に、一条の道ができるはずです。

そういう積極的、肯定的な人間（「やる気・快感サーキット」全開人間）になるためには、楽観と歓喜、溌剌とした勇気と平和に満ちた言葉のみで生きることです。天風先生は、そのことを、いつも口を酸っぱくしておっしゃっていたそうです。

もちろん、自分自身に対してばかりではありません。お互いを勇気づける言葉、積極的になれる言葉を使うことが大切です。

「大丈夫、必ずうまくいく」

——と。

言葉一つで、すべてのバランスが調整されるのです。

第五章

「私はますます良くなっていく」——天風哲学「やる気・快感サーキット」開発法

この章では、天風哲学が、脳科学、精神科学にのっとって開発され、実践哲学として確立されていることを、視床下部から前頭前野までを順序よく以下の十八項目に分けながら、「生命を維持する脳」「生きのびるための脳」「創造する脳」の順で、「やる気・快感サーキット」の具体的開発法を示していきたいと思います。

1 生命の力に輝きを
2 太陽の如く愛しなさい
3 怒らずに「ゆるす」
4 すでに実現した、と思い描こう
5 常に感謝する心を持つ
6 理想は人間の価値を高める
7 「北山杉」のような生き方をしよう
8 多くの経験と自己研磨
9 嘘でもいいから笑ってごらん
10 楽しめば輝いてくる
11 苦しみを楽しみに変える心の強さ

12　志あれば判断誤ることなし
13　怖れと悲しみを喜びに転ずる
14　心の情味を失わずに生きる
15　エネルギーの出し惜しみをしない
16　回り道をせず本物を求めよう
17　願望を心のスクリーンに描こう
18　輝いているイメージの瞑想を

1　生命の力に輝きを【全脳】

人間は宇宙に思いを寄せ、しきりと宇宙について考えますが、所詮、宇宙から離れることはできません。万物一如《まんぶついちにょ》の言葉のように、天地間のすべての物は、みんな宇宙に帰一して存在しています。たとえ〝万物の霊長〟と威張ってみても、人間とて例外ではありません。

そこで天風先生は言います。

「人間、常に宇宙原則に即応して、人間のあり方と人間社会の進化と向上を実現化することを貢献するという、厳粛な使命を持ってこの世に生まれてきたのだ」

――と。

このように、すべての人間にとって、この使命を遂行するということを、各々の人生の最高の目的とすることの大切さを説かれたのです。

人間は宇宙原則に順応して生きていけば、人間の生命の内奥に潜む潜勢力（潜在能力）が、宇宙の持つ偉大なエネルギーと相呼応し、同期して、響き合い、発現して日常生活に大いなる威力を発揮することができます。この潜勢力の発現によって、人間の生命力を完全なものにし、それによって、人生の根本理想を現実に充たしていくことができるのです。

天風先生は、この人間の持つ「生命力」として、次の六つを挙げています。

「体力」「精力」「断行力」、そして「能力」「胆力」「判断力」です。

まず、「体力」は、言うまでもないでしょう。

いろいろな環境条件の中で生きている私たちの肉体は、実に複雑で精緻を極めています。

それゆえ、時には故障することもあります。

しかし、「病になっても病気にはするな」と天風先生がおっしゃったように、たとえ病になろうとも心まで病ますことは、避けなければなりません。

例えば――。

季節の変わり目ごとに病気になる、風邪がはやっていると聞けば途端に風邪をひく、枕が変わると眠れない、同じ日本の中でも「所変われば水が変わるから」といって体調を崩してしまう、さらに、知らなくてもいいことを知って気を病み、持たなくともいい心の持ち物を背負いこんで、揚句の果てに体力まで消耗させてしまう……。

これらはみな、実は、潜在意識の奥深くに居すわった、「刷り込み現象」なのです。

私たちは、病気を持つような体にしてはいけません。

体には体の法則があり、体の生きる道があります。天風先生の説かれる「肉体生命の法則」に順応して、強い体を作りあげていくことが大切です。


この「肉体生命の法則」とは、肉体を自然法則に従順させ、かつ、常日頃より肉体を積極的に鍛えて、自然治癒力を高め、病的刺激に対する抵抗力を強くするための生活のあり方をいいます。

体力は、使えば使うほど発達し、使わなければ使わないほど萎縮していくものです。

日本人は〝テンション民族〟とでもいうのでしょうか、運動をしたほうがいいと言われれば、ガンガンと負荷を加えなければ運動した気になれない一方で、無理して痛くなったらすぐに止めてしまう、という人も多いのですが、これではいけません。

運動するときは、焦らないこと。「痛いなあ」「嫌だなあ」と思うようなことはしないこと。そしてなんといっても、「継続は力なり」です。

人間は、死に至る病は一生に一度しかないのですから、一生の間に何度も病気とつき合うことはありません。宇宙法則に即応していけば、人間の体は元来、健康であるようにできているのです。ですから、その方向にそって体力をつけるべく、日頃から鍛えておくことが肝要なのです。


と言っても、体力だけでは、いけません。

その体力を活用していく力、つまり「精力」(視床下部)が必要となります。

精力とは、心身の活動力(側坐核、前頭前野)を指します。

生き生きと積極的に事を行なう元気一杯の力を言うのですが、この「元気」は、元を「源」、気を「氣」として、「源氣」というほうが、ぴったりくると思います。

この精力と体力を共に大事に育てていかなければなりません。

体力と精力があれば、当然、断行力(前頭前野)を持つことができます。いくら断行力が大事だといっても、体力と精力がなければ持つことができません。体力と精力は、断行力の基盤なのです。

次に、「知識は力なり」と言われるように、物事を成し遂げていくうえで、私たちはいろいろなスキル（腕前）と言われる「能力」を持つことが必要です。それは幅広い知識と技術の訓練によって裏付けられた能力というものです。物事、力、すなわち働きを起こすエネルギーです。

そうした能力を身につけるためには、不断の学びと習得ということが重要になります。しかし、能力がいくらあっても、それを実際に生かしていくためには、「恐れず臆しない」気力、つまり「胆力」が必要となります。

こうして、能力と胆力が備われば、自然に「判断力」も生まれてきます。能力も胆力もなくては、適切な判断力を持つことはできません。

このように、「生命力の働き」とは、つきつめていけば、「体力」と「精力」と「能力」と「胆力」の働きにすべて収斂されるのです。

そして、体力と精力は身体に関係し、能力と胆力は心に影響してきます。

さらに、心と体の調和を通して、初めて生命力が輝きを増してくるのです。

天風先生は、

「思いどおり成功を実現しようとするならば、第一に、自分自身の生命の力を充実させなければならない。これらの力を完全に発揮させるには、常に心と体の調和をはかることが何よりも肝要である」

と常に喝破されています。

これは、普段の心がけと努力によって得られるのです。

2 太陽の如く愛しなさい

天風先生は、「太陽は美人にも犬の糞にも平等に照らす」と言われ、そしてあるときには「太陽の光線の如く、あれこれと選ばないで、普遍的な気持ちで愛しなさい」とやさしく諭されました。

天風先生は、「愛」という言葉を、「人間としてお互いの存在を尊敬しあう敬虔な心の中から発露しうるもの」としてとらえています。正しい愛の心というものは、とりもなおさず「宇宙の心」というべきもので、宇宙創造の根本主体の〝意図〟そのものを指しています。

そして、その「意図」こそ、「進化と向上」にあると言います。

このことは脳科学的にも、「スピンドル・ニューロン」で証明されています。

天風先生は、この正しい愛の持ち主となって、「明るい世界の現実建設」という人生最大の念願として、そこに自分自身を完全に生かそうとするとき、本当の人生価値を把握したことになると、力強く教えられています。

天風先生はさらに言われました。

「愛の心の中には、争いを生むような情念はなく、ただあるものはひとつに溶けあって共存し共栄し合おうとする親しみの情念のみがある」

このような愛の情は、とりもなおさず「宇宙の心」そのものであると言えます。

今の日本は物質的には豊かになり、個人主義を尊いものとしています。それはそれでいいのかもしれませんが、エゴに甘えにワガママに、そしてさらに「言うが勝ち」の自己中心主義が大手を振って歩いています。多くの人が「感情脳」そのままで生きているように思えてしまうのは、私だけでしょうか……。

この〝負の回路〟というのでしょうか、もしくは〝不快回路〟というのが正しいのか、それはわかりませんが、いずれにしてもここで非常に重要なカギとなっているのは、「自己愛」です。幼稚で原始的な部分です。

他人の要求、希望、楽しみにはまったく無頓着で、自分のことだけ夢中になる、自己中心志向です。

このような自己中心志向が生じるのは、視床下部が未成熟な証拠です。

前章でもお話しした通り、物質文明が発達したお陰で、何不自由なく、お金さえあれば欲しい物が手に入ってしまうために、また、TV等マスメディアによって、「あなたの欲しい物はこれでしょう」とばかりに、日常的にドンドンバカバカ、耳から、目からモノの情報を入れられているために、欲の中枢である視床下部が努力をしなくなってしまったのです。

自己愛の大きさ（強さや影響）には個人差があります。

自己愛が強くても、わがままな行動や幼稚な反応については、表面的には大人らしく振る舞うので、周りにはなかなかわからないかもしれません。しかし、感情や行動には、明らかに子供時代をうかがわせるものが多くみられます。

子供には、自分が弱くて傷つきやすいという自覚があります。依存心の強いことも、はっきりと自覚しています。自分はまだ半人前だと思っている反面、いつも誉めてもらいたいとも思っています。そしてすぐに不安になったり、急に怒り始めたりします。我慢もできません。

こうした幼稚な感情は、大人になってもある程度は無意識のうちに出てきますが、その量には、個人差がはっきりと現れます。

最近は、子供と大人の境界線が明確でなくなってきています。

それも現代の文明社会、物質・物欲主義に起因しているようです。「ヤクザな兄ちゃん、姉ちゃんがキティちゃんのサンダルをはく」なんて、その典型でしょう。実年齢でいくら歳を重ねても、子供じみた部分をひきずって成熟しない、そして本人はそのことに一向に気づかないのです。

自己愛はまた、人が生きていくうえで様々な影響をもたらします。生きていれば誰もが感じる不安も、心の中に潜む自己愛の部分が、日常生活のストレスや緊張に過剰に反応して生じてしまうものです。

ところで、科学でも、スポーツでも、ビジネスでも、「オール・オア・ナッシング」（善か悪かの法則）という言葉がありますが、それがすべてではありません。

合気道を創始した植芝盛平翁は、合気道の「合」は、愛する「あい」と言っています。

武道の世界であっても、日本の合気道というのは、対する相手の目を見ることはそれほど重要なことではありません。むしろ重要なことは、相手の目ではなく、相手の「氣」に合わせるということです。その心とは何かと言えば、相手を倒すのではなく、かえって相手を「生かす愛」の氣を伝える道だと言います。

そこでは勝負でありながら、勝ち負けを越えた共存への思いがあります。相手を負かすよりも、相手に戦う気持ちをなくさせることで、「共に生きていく」道を作っていくことが大切なのです。

それゆえ天風先生は、普遍愛を強く言われたのです。

3　怒らずに「ゆるす」【青班核】

「怒らず、怖れず、悲しまず」

これは天風先生の言葉の中で、一番有名な言葉です。

脳に対して、完全に罰系を刺激してしまうのです。

この「怒る、怖れる、悲しむ」ことによって、青班核を刺激し、ノルアドレナリンが暴れ馬のごとく、駆け巡ってしまうのです。

こういうときには、身体的にも交感神経も過緊張状態。身体症状として顔面蒼白、手には冷汗、心臓はバクバク状態という具合です。

上位の脳では、大脳基底核や大脳辺縁系が刺激され、目はつり上がり、態度もこわばってしまいます。そしてセロトニンのアンバランスを起こし、過換気症候群やパニック障害に陥ります。

一方で快感系の刺激は制限され、ドーパミンが減少。気分はウツ状態になり、疼痛が増強されます。前頭前野も抑制され、エンドルフィンの応援もありません。そして、免疫系もダウン。

さらにこの「怒り、怖れ、悲しみ」がますます増強し、一念のはずが、二の念、三の念と生まれ、海馬・扁桃体回路が刺激され、いつまでもいつまでもこの悪循環を駆動してしまうのです。

そうして最終的には、海馬のダメージが強く、記憶のアウトプットもインプットも駄目になり、ストレス症候群（ＰＴＳＤ）になってしまいます。

このような「怒り」を生む要素はたくさんあります。

そのなかのひとつに、これまで何度も申し上げてきた「自己愛」があります。

自己愛は程度の差こそあれ誰にでもあります。しかし、これが度を越すと問題が生じるのです。

自分の命令に従わなかったり、命令どおりにやりこなせない相手に対して、いらだったり――このときに「怒り」が生じます。自己愛が強すぎると四六時中怒っていることになりますが、この「怒り」は「不安」と同様に抑圧されるため、本人は自分に怒りが生じていることに気づかないこともあります。怒りが抑圧され、しまいこまれる先は、海馬の潜在意識のなかです。

この抑圧された感情は、一つのパラドックスでもあります。劣等感にさいなまれる一方で、自己愛に動かされて心は暴君のような振舞いをします。このように一人二役なのです。対極にある二つの感情が同時に存在するとは、いかにも奇妙に感じられるかもしれませんが、まさに一枚のコインの表と裏なのです。

このパラドックスは、実によく人間の「心」を象徴しています。

心は、対立することの多い感情、劣等感等々の性格特性を、まるで倉庫にでもしまっておくかのように抱え込んでしまいます。心の持ち主はその中身にはほとんど気づいていません。一方、身体的には「交感神経過緊張症」という型で、症状を出します。

怒る理由は他にもあります。

不安を（無意識下に）引き起こすものは総じて、怒りを引き起こす、と言ってもいいでしょう。

例えば、いい仕事をしようと努力し、立派に責務を果たしたと（不安を感じつつ）願いながら、その仕事にも、周囲の人にも、周囲の要求にも腹を立てることがあります。これは、不安と怒りは関連していることの表れです。

この感情を抑制する原因として忘れてならないもの、それは「人間関係」です。

特に、家族間の力関係は微妙なだけに、大問題が生じてもおいそれとは気づかない（気づきたくない）ことがあります。

自覚していない怒りや憤りの原因として大きなものには、両親や配偶者、子供などの身近な者に対する責任感があります。

相手のことを大事に思っていても、いろいろな面で重荷になることがあり、その結果、怒りが内在化します。これは、理性が生んだ、怒りの抑制です。

ちなみに、「怒る」ということと「叱る」ということは混同されがちですが、これは全く違うものです。

まず、「叱る」ということについて説明しておきましょう。

「叱る」というのは、相手の間違っている点を指摘し、戒めることで、人間としての理性の働きです。

語源的には、然《しか》る可《べ》きもの、然る可くなるように、然ることとなる――つまり当然そのようにあるべき状態の通りになるように、促そうとするものです。

このような「叱る」には、やさしさの感情がこもっています。「叱る」ときにはタイミングよく、はっきりとした気持ちで、毅然として声をそえることです。

このように叱りは愛情から生まれ、その叱りから「祈り」が生まれます。

一方で「怒る」というのは、自分の感情（動物脳・大脳辺縁系）をむきだしにして、自分の思うようにいかなかったことに対して激しく腹を立てることです。

自分の思う通りにいかないとき、その不満から怒りが生まれ、その怒りから憎しみが生まれます。

この「怒る」には、激しい感情がともないます。カッとなって、気を荒立てて思わず我を忘れてしまうこともあります。「怒り心頭に発する」という状態は、全脳・全身にノルアドレナリンを駆け巡らせてしまいます。

これではまるで動物と同じ。私たち人間は、万物の霊長、哺乳類の最高峰に位置していることを、くれぐれも忘れないでほしいものです。

ここで、この一言を思い出してください。

「嘘でもいいから笑ってごらん」（尾状核）。

これはすごい「パワー」になります。

人とのいろいろな付き合いをしていく中では、自分の意に反すること、不本意なことも多々あります。そういうときにはついつい、〝怒り〟たくなります。

それを無理に抑えよ、と言っているのではありません。

「怒る、怖れる、悲しむ」という感情はあって当り前なのです。

ただ、これを「引きずらないようにする」ことが大切なのです。

そこで今まさに、天風哲学、心身統一法、純正生活法が必要となってくるわけです。

天風哲学の重要な核のひとつに、「心の置きどころ」があります。

天風先生は、「怒《ど》」という字に似ているけれど、まったく逆の意味を持つ「恕《じょ》」という字があることをよく引き合いに出されるのですが、これはぜひ、覚えてください。

私自身、「好きこそものの上手なれ」同様に大好きな説明です。

「恕《じょ》」は『論語』に出てくる重要な言葉で、仁恕《にんじょ》、寛恕《かんじょ》、慈恕《じじょ》という言葉があるように「ゆるす」という意味です。

しかし、ただ「許す」ということだけでなく、「恕」は、「自分に対してと同じように相手を思いやるという深い意味から許す」ということなのです。

ですから、「怒《ど》」を「恕《じょ》」に変えるようにしてください。

天風先生は、

「腹を立てて得したことがあるかい。過去から、どんな場合でも、腹を立てて得したやつはいない。いかなる理由があろうと、怒るな」

と、明解におっしゃられています。

「晴れてもよし　曇りてもよし　富士の山」

「気に入らぬ　風もあろうに　柳かな」

――がいいのです。

4 すでに実現した、と思い描こう【側坐核】

私たちはいろいろな欲望を持っています。

ところが、物質文明が発達したため「視床下部」のハングリー精神が減退し、成熟障害をきたしてしまいました。

そこで、「視床下部」を元気づけるお話をしましょう。

まず、「理想」そのものがひとつの欲望です。

成功したいというのも欲望であり、悟りたいというのも欲望です。「無欲であれ」と言いますが、人間、まったく欲望がなくなってしまったらどんな状態になってしまうでしょうか。

植物人間になっても、人間は一生懸命に生きようとする欲望が生命力と一体となって、生きているのではないでしょうか。これは、自律神経のなせる業です。

天風先生は、

「人間はどんなことがあっても欲望を捨てることはできない」

とおっしゃっています。ですから、その欲望をなくそうという考えは、非常に無駄な努力と言えます。

欲望をなくそうとするのではなく、むしろ欲望をいかに生かすかということを考えた方がよいのです。

しかし、天風先生はまた、その欲望について、

「自分のことだけを考えるような小さな欲望ではなく、もっと人のためになるようなでっかい大きな欲望を持て」

ともおっしゃられています。

人間の心の中には、あるいは潜在意識のなせるわざかもしれませんが、大脳の生理的な

働きとは別に、青春のような、みずみずしい生命の力が永遠に息づいているのです。

一つひとつを経験し、学習し、発見していくときの心の充足感は、疑う余地はありません。まして、自分には到底できないと思っていたことができたとき、それによって、いままでとはまったく違った新しい自分を発見したとき、言葉では言いようのない喜びが込みあげてきます。

これを人は、「自己実現欲求」の充足と言います。それは自己の潜在能力の開発でもあります。

同じ欲望でも、小さな欲望を持つか、大きな欲望を持つかによって、その人の価値は大きく左右されていくことになります。視床下部を通して、やる気の脳「側坐核」へのエネルギーが全く違ってしまうのです。

天風先生の言う「大きな欲望」とは、自己実現の欲求のことであり、さらにこの欲望を通じて、「この世に生きる人びとが、本当に幸福に生きられるような、もっと明るい世界を作ろう」という欲望にまで結ばれていくことを期待しているのです。

理想はひとつの欲望です。その理想をどう実現するかということは、心のスクリーンを通してイメージで実現化をしていくことになります。

その実現化したときの自分を描き、それがいかにも実現化した、もうすでに実現したかのように振る舞ってみる――という二つの行為の重ね合せが非常に重要になるのです。

天風先生は、

「ああなったらいいな、という念願だけを心に炎を燃やさずに、もうすでに成就した気持ちや姿をはっきり描くことだ。

つまり、実現する、実現する、とくり返し言うときには、もうすでに求めているものが、半分以上自分のものになったことになる」

と、諭されました。

これは、前頭前野からのフィードバックです。

だからどんな場合でも、自分の理想、あるいは将来像、こうありたいという自分のビジョンをしっかりとらえ、そのビジョンをありありと自分の胸に描きながら、それを「既に実現しているもの」とイメージし、それを行動の基準としていくことです。

その中に、自分の人生における無限の可能性が広がっていくのです。

脳内ホルモンも「無限」なら、私たちの可能性も無限です。

このようにして、私たちは自分の人生の中で、不可能ということが考えられないほど、可能性が無限に広がることを感じることができます。

そして「何でもできる」という力が、次第に全身にみなぎり、「やる気・快感サーキット」が全開になるのです。

5 常に感謝する心を持つ

現代社会はまさにストレス社会です。文明が発達すればするほど、物質が豊かになればなるほど、かえってさまざまなストレスを引き起こす刺激の中で生活をしていかざるを得ない現実の中にあります。

縄文時代のように囲炉を囲んで、今日あったできごと、どこどこであったこと、珍しいこと、楽しいこと、怖ろしいことの情報交換をし、みんなで狩をしていた頃は、みんなで切磋琢磨していて、また死の恐怖も共有していました。ですから、今ほどのストレスは無かったかもしれません。

太陽に感謝し、脳内の小さな神々（神経核）をフル活動させていたのです。

しかし、現代は皮肉にも、「視床下部」が減退し、ストレスに対処できなくなってしまい、そして、動物脳のみ使って怒っているだけになってしまいました。

どんな方法を講じても、人間は、ストレスを引き起こす原因から逃げることはできないのです。世の中が進歩すればするほど、ストレスを引き起こす原因はますます増えていきます。

ストレス学説を唱えたセリエ博士は、晩年に、

「それは感謝だ。人間は常に感謝する心を持つことだ。感謝する心を持つことがストレス社会を生き抜く唯一の知恵である」

と言われました。

「感謝する気持ちを持つ」ということを、天風先生は、「正直、親切、愉快に」という三つの行いの実践によって示せと言われました。確かに不正直、不親切、不愉快な生活からは、感謝の気持ちは生まれません。

と言っても、大げさに考えることはありません。

例えば外出から帰ってきたときに、「おつかれさま、お茶をいれました」と家族に言われたら、「ありがとう」と返す──それだけでいいのです。

日本語の「ありがとう」はたったひとつです。

また、このような感謝の気持ちを持って生きていくためには、嘘偽りのない「正直」をモットーにすることも大切です。「正直者が馬鹿を見る」という言葉もありますが、「正直は一生の宝」とも言われているのです。

もっとも、何もかもさらけ出してしまうのが正直だと勘違いして、露骨ということと混

同してしまっている人もいますが、この点は注意しなければなりません。

明治の文豪、幸田露伴は、「あいまいさ」「ごまかし」「自分勝手」、そして「意地っ張り」ということのない世界こそ、正直の世界だと言っています。

正直は、「素直」に通じます。飾り気なくありのままで無理のない、自然の姿です。この「あるがままにすること」を、石門心学の祖といわれた石田梅岩は、次のように、極めて平易に言っています。

「私の物は私の物、人の物は人の物、貸した物は受け取り、催した物は返し、毛すじほども私心がなく、あるべきままにすることが正直というものである」

――と。何度でも言いたい言葉ですね。

世の中には、原理、原則、定石というものがあります。さらに原点というものがあります。当たり前のことを、当たり前にきちんといつでもできるし、またそれをやり通せる気力こそ、正直というものの力ではないでしょうか。

そしてまた、人間はお互い相身互いです。人に親切にすることが必要なのです。

自分だけが得をして他人は顧みなかったり、得を自分だけが抱え込んでいたりして、いいわけがありません。

「自分が、自分が」と言う前に、人に親切にするという行為の中で、「あなたもハッピー、私もハッピー、オール・ハッピー」という生き方を求めることが、「感謝」の行動というものでしょう。そして、償いを求めないことです。これは実は、縄文時代からの日本の伝統なのです。

また同時に、「愉快に生きる」ことを旨としましょう。愉快な気分というのは、いかにも楽しく、満ち足りていて、心地よく、豊かさを感じさせます。それは、天風哲学でいえば、人生を「長く、強く、広く、深く」生きることにつながります。

長生きをして人生を楽しむ――それもただ生きるのでなく、健康で強く生きなければなりません。そして幅広い人間関係を通じて、社会的に受け入れられ、皆にとっても自分が有用な人間として認められること、さらに「自分とは何か」と問いかけ、自己の真人生を建設しようとする心の豊かさを持つこと。これが肝要です。

深刻な顔をして、正直に親切で生きるよりも、いかに楽しく、感謝の気持ちを表現するかということが大事なのです。感謝の気持ちで生きるということは、決して暗い深刻な問題ではありません。感謝すること自体は、非常に愉快なことなのです。いかなるときでも、正直に親切に愉快に行動ができるようにみずからを律していくことが必要なのです。

天風先生はまた、

「嬉しい、楽しい、有難いという言葉を言ったときには、何ともいえない快さをその気持ちの上に感じる」

と言われています。

自分の発する言葉により、自分自身の気持ちが快くなれば、自快と愉快により、明るく楽しくなります。そして周囲の人の心も明るくしていくというものです。

6 理想は人間の価値を高める

欲望は生命の進化と向上の源泉です。欲望そのものを否定しては、何も始まりません。そのためには、欲望を別の方向に向けることです。自分だけが良くなればいいというのではなく、人の喜びが自分の楽しみとなるようにすることです。

そして、人の喜びを自分の喜びとする——この尊い欲望の炎を、大きく燃やすのです。すると、「やる気・快感サーキット」の視床下部から海馬への興奮が進み、全脳へと駆動するのです。

天風先生は次のように言われました。

「こうなりたい、ああなりたいという理想を常に心にはっきりと描き続けると、それが確固たる信念となり、理想が実現する。理想は人間を偉大にも、また価値なくもする。だから、心に犬小屋みたいな小さな夢を描くのではなく、もっと皆の幸せという高貴で広壮なものを描く。これが人の理想というものである」

もちろん、私利私欲を大きくしろというのではありません。人の喜びを自分の喜びとするという欲望を大きくしろ、というわけです。

江戸時代末期の農村復興指導者、二宮尊徳は、欲についてこんなことを言っています。

「世の中の人は皆、聖人は無欲だと思っているが、そうではない。実は大欲で、いちばん欲が深い。次が賢人で、君子はその次。凡夫のごときは最も小欲である。学問とはこの小欲を大欲に導く術のことである。大欲とは何かと言えば、万民の衣食住を充足させ、人心に大福を集めることを欲することである」

――これは、天風先生の説かれた欲望とまったく同じですね。

人のためになる欲望の炎は、大欲と言われるくらい大きくしなければならないのです。

さらに天風先生は言っています。

「成功とは、絶えまない創造への活動がもたらす自然の結果である。人生は絶えず発展、向上しなくてはならない。更なる成功のためにあらたなる理想を掲げ、さあ飛躍しよう」

――と。

7 「北山杉」のような生き方をしよう【海馬】

先の二宮尊徳の言葉にある通り、「学問は小欲を大欲に導く術」です。「勉強をする」ことは、私的欲望を満足させるだけではないことは、皆さんもすでに気づいていると思います。

この「勉強をする」、また「物事を追及する」ためには、「好きこそものの上手なれ」の「海馬」「扁桃核」を駆動させます。

今の日本の教育は、こういう根本的なことを教えてはくれません。日本の教育費はGDP先進国の中で最低ですが、一方の教育費トップクラスのアイスランド及び北欧二カ国では、「答えを教える」のではなく、答えの導き方を指導する、そんな教育をしています。「学問は小欲を大欲に導く術」、つまり、勉強は、自分の収入を得るための道具であり、大切なのは「答え」ではなく、答えを見出すプロセスだからです。

また、努力を惜しまないこと。

「できることを、できる範囲で、できるだけやる」とは、努力するという意味のように聞こえますが、裏返せば、それ以上しませんという主張でもあります。

そもそも、できることをやればできて当たり前なのですし、これではすぐにマンネリになり、進化は望めません。今の多くの日本人の行っている「勉強」とは、その程度のものにしか、私には見えません。その程度の勉強で仕事をして、醜い保身や出世争いをしていると、いつまでも嘘だらけになって、身も心も傷ついていきます。

勉強とは、あくまでも社会に役立つためにするものなのです。すなわち、そういうことができる「自分」をつくることです。

京都に、天に向かって真っ直ぐ伸びているところから、そのシンボルのように言われている北山杉があります。真円で年輪が緻密で、磨き上げられた木肌の美しさに独特の味わいがあり、割れにくい特徴があります。

数寄屋建築には必ずと言っていいほど使われていて、室町期以来、茶室、桂離宮、修学院離宮などに用いられています。

その特徴は、「木を傷めずにいかに育てるか」という一点に、多大な努力が惜しまれずに注がれていることです。真っ直ぐに伸びるように枝打ちも丹念に行っています。また、樹齢が十年から三十年になると、針金で二年ほど縛りつけるのです。こうすることで、杉の生長に伴って表面に凹凸ができ、あの美しい北山杉になるのです。

枝打ちを繰り返し、成木になってもなおかつ針金で縛りつけて、その価値を大きくしていく――。

勉強も、そうでなければなりません。これでいいということはないのです。一つの段階に達しても、満足することなく次の段階を目指し、自己を高めていかねばならないのです。

そのためには、まず自分に安っぽい見切りをつけないことです。

知識を増やし、考え、実行する。それを繰り返して、常に今までやったことがないことを成し遂げていくのです。

達成感を味わえば、人のために役立つという欲望はさらに大きくなっていきます。こうして「やる気・快感サーキット」も全開状態となります。目標を、はっきりと高く持つことが大切なのです。

8 多くの経験と自己研磨

「武道に勝つためには肚《はら》が据わっていなければならない。肚が大きくなければならない」と、ある武道の達人は言っています。

そう聞いても、武道経験のない私にはよくわかりませんでした。

高校時代はサッカーをしていて、東京、埼玉、静岡の強豪チーム、六大学チーム、朝鮮学校との試合を多く経験し、当時の全日本プレーヤーの指導を受けました。

医者になってからは、国内留学もしました。その当時、一流と言われたスキル、考え方を学べた経験は、大きかったと思います。

「肝っ玉を鍛える。肚が据わる」とは、このように多くの経験を持つことを言うのではないかと思います。

つまり、経験がないと何をするにも気後れしてしまいますが、どんなことでも多くの経験を持つことによって、イザというときの度胸がまったく違ってくるのです。

移植医、マイクロサージャンの立場で手術計画を立てるときには、最終的にこのような方法、最後のトリデがあるということを身をもって知っていることが、本当に自信につながります。不確実な医療の世界では大切なことです。

より多くのものに対して経験を持つことの大切さ。そこに皆さんも気づいてくれたと思います。

多くの経験を持つことに、及び腰になってはいけません。

何でも見てやろう、聞いてやろう、そして触れてみよう――これが大事です。こうすることで、海馬、背扁桃核、側坐核のスイッチがオンになります。

このようにして多くの経験、体験を持つということは、それだけ行動力の範囲が広がるということです。そして、行動力の範囲が広がれば、それだけ人間関係が幅広くなります。人間関係が幅広くなれば、情報源がより豊かになります。ここで、側頭葉、前頭前野が興奮します。

ところで、「決定は常に仮説である」という言葉があります。医学、科学の世界は常に仮説です。「病名」なんて、仮説そのものであると覚えておいてほしいと思います。ですから、くれぐれも、「私は病気持ちだ」などと思ってはいけません。

私たちは生活の中で、意思決定をしながらいろいろな行動をとりますが、それぞれの決定の根拠となる情報の質と量によって、決定は常に変わります。そこで豊富な情報によって意思決定をする場合と、数少ないお粗末な情報で意思決定する場合では、決定の質の高さが違ってくるはずです。

もし、人生に勝ち運を呼び、そして人生の勝利を得ようとするならば、レベルの高い情報による意思決定が大事なのです。言い換えれば、豊かな情報を持つということは、それだけで勝ち運に恵まれる可能性が高いということになります。

多くのマルチ体験を持つことにより豊かな情報源を持ち、豊かな情報源により切磋琢磨して自分自身を研磨していく機会を作ることが、大事なのです。

天風先生も、

「いずれにおいても恵まれた幸運にいい気になるのではなく、自己研磨を怠っては絶対だめだ」

と、常に自己研磨と自己啓発の道を説かれています。

もっともこの「情報」も、雑誌やTV番組による他面暗示では駄目です。インターネットの情報も危険です。おしきせの情報をそのまま鵜呑みにするのではなく、情報に対しては、自分の五感、六感をフルに生かすことが大切です。

数年前、厚労省及び世界的大手製薬会社のある「治験」を行おうとしたことがあります。それは、胃に対する負担が少ないと言われているある消炎鎮痛剤の治験でした。世界で何百例という副作用報告で、「はきけ」「むくみ」なし等々の報告が毎週、発信されていたので、安心な治験だと思っていました。

ところが、アメリカの友人から、この薬に関して、ＦＤＡ（アメリカ食品医薬品局）の内部告発があると連絡があったのです。

そのとき私には「これはやめたほうがいい」という心の声が聞こえ、結局私は、治験を止めることにしました。

依頼を受けた者のなかで治験を断ったのは私一人でした。大手製薬会社からは、まるでヤクザのような脅しにあいました。

それから六カ月後のことです。アメリカで、この薬は心臓に負担がかかると発表があったことがニュースになり、治験は厚労省命令で中止になりました。それまでに、少なからぬ日本人が、毒物を服用させられていたことになります。

あのとき、自分の五感、六感を信じ、心の声に素直に従っていて、本当によかったと思いました。

9 嘘でもいいから笑ってごらん

朝起きて顔を洗うとき、自分の顔をしげしげと見つめてみましょう。

なじみ深い見慣れた顔です。でもよく見ると、毎日の天気のように、顔自体にもいろいろな違い、変化があることがわかるでしょう。自分の顔でありながら、気に入った顔もあり、気に入らない顔もあります。

また、顔を洗って目がぱっちりしたところで、鏡を見ながら、「ワッハハ」と笑ってみましょう。このとき、お腹を抱えて、時には反り返ったり身をよじったりしながら、笑ってみます。

最初は、もちろん特別面白いということでもないので、どんなに笑ってみせてもまるで虚ろな笑い声になるかもしれません。けれど、もう一度、鏡の中の自分の顔を見ながら、大きく笑ってみます。これが二回目。

そしてさらに、もう一度笑ってみます。これで三回目です。

どんな場合でも、人間のお腹の底からの笑いは温かく美しいものですが、いい顔で笑っているかどうか、鏡の中の自分の顔を見てみましょう。

それからもう一度、四回目。「ワッハハ」と口をいっぱいにあけて、お腹を抱えて笑ってみると――確かにやっている自分が面白おかしく、楽しくなってきます。

そして五回目ともなると、本当におかしくなって、お腹を揺さぶり、全身でカンラカラカラと笑ってしまいます。そのとき、自分の顔を見てみましょう。我ながら穏やかで、いい顔になっている自分を発見するでしょう。いい笑顔を見れば、誰だって――蛇でも、虎でも黙ってなついてくる、そんな笑顔が最高なのですね。

このとき、表情・態度の脳「大脳基底核」も大興奮しています。

このリズミカルな大笑いによって、たくさんの酸素が取り入れられ、調和の脳に交響曲が流れ、セロトニンも元気になります。こうなれば免疫システムも駆動し、ガンをやっつけてくれるリンパ球の超エリート「ＮＫ細胞」も全開になります。

大脳辺縁系の不安要素を弱め、海馬も興奮し、縫線核も元気になり、いいことばかりです。ぜひ、大笑いをしてみましょう。天風先生も

「おかしくも何ともないとき、うそでもいいから笑ってごらんなさいよ。そうしたら、その顔を、一日中忘れないことだ」

と、おっしゃっています。

ところで、「いい顔」と「きれいな顔」とは、違うものです。

「きれいな顔」は、モノとしての顔の造作の問題ですが、「いい顔」は、その人の持つ心のあり方の問題です。

リンカーンは「四〇歳を過ぎた人間は、自分の顔に責任を持たなければならない」と言っていました。

また、「思い内にあれば、色外に現る」とも言います。

自分の顔を「いい顔」にするコツは、その年齢に応じてうまく折り合いをつけながら、ありのままに素直に付き合っていくことです。

人工的に不自然に作りあげたものではなく、ありのままに素直に——です。

「顔は心の写し絵」ですから、心にもない取り繕いは、一切合切捨てたほうがいいでしょ

う。

そして、崇高な使命感に燃えた顔は美しく、そこに打ち込んでいく顔は輝いています。また、一切を受け止め、無欲で、寛容の広さがにじみ出ているような慈悲あふれる顔は、気高く尊いものです。


心は、いつも天風先生の言われるように「清く正しく勇ましく」ありたいものです。

そして、「明るく朗らかに生き生き」と、人間としての本分の実践に邁進できる〝勢い〟というものを持ち続けていたいものです。

笑いは、その勢いを生む発電機なのです。「笑い」はその人の生命エネルギーを活発にさせてくれるのです。

そういえば、天の岩戸は、神々の笑いさんざめきによって開かれました。

一年の収穫を感謝して神と共に喜ぶ秋祭りには、「おかめひょっとこ」が踊り出てきますね。

そして、「笑う門には福来たる」と言います。

含み笑いではなく、お腹の中を空っぽにした笑いは、まさに心身の薬となり、幸運の波動を呼びこんでくれます。

この「笑い」によって、肉体的にも精神的にも、自分自身を含めていかに周囲を明るくしていくか——。

そんなふうに考えながら、「笑いの効用」を人生に活用していくことは、とても大切なことです。

ちなみに笑いは、「大」か「小」がいいですね。「中」は避けたほうがよさそうです。「大」というのは、呵々《かか》大笑、哄笑、爆笑、談笑の類です。これが心身の健康によいことはすでに気づかれていると思います。

「中」は、鼻の先で笑ったりする冷笑、嗤《し》笑、嘲笑。これは困ります。人間関係をいっぺんで悪くしてしまいます。

「小」は、言うまでもなく微笑です。花のつぼみがふっくらと、静かに膨らんでいくような柔らかさを持った笑いは、偉大な力を発揮します。このような笑いはまさに人間の特権です。

私たちは、どんな場合でも——病気のときでも不運に遭ったときでも、唇に花のような微笑みを持ちたいものです。

たとえ使命の遂行には鬼のような激しい情熱と信念を持って臨むとしても、笑顔の美しい人でありたいですね。

10 楽しめば輝いてくる

「子曰く、之を知る者は之を好むに如かず」

これは、論語に出てくる有名な言葉です。

「側坐核」「海馬」「扁桃核」を元気にする言葉です。

一般にも〝好きこそものの上手なれ〟ということわざがあります。確かに好きになれば、学問でも技能でも、さほど苦しまなくとも、容易に身につけることができます。〝あばたもえくぼ〟です。とにかく好きになるか、好きにさえしてしまえばこっちのものだということです。

しかし、孔子はさらに言っています。

「之を好む者は之を楽しむ者に如かず」

——と。

要するに、好きになることはよいが、もっと大事なことは楽しむことだ、楽しむことにはかなわない、ということです。

この「楽しむ」という概念は、孔子の教えの中でも重要なものです。

「好む」というのは、自分の外に対象があって、それを好むということ。つまり対象に向かって自分を投影していくことです。したがって、それは自分の外にある対象への感情表現であって、相対的なものです。

一方で、「楽しむ」というのは、自分と対象が一体となり、自分自身が対象となる。それは対象がもはや自分と重なり、自分の中に入り、自分とひとつになって完全に融合した形です。

対象が自分自身となるがゆえに絶対的なものと言えます。

この究極の姿こそ、「三昧の境地」というものでしょう。

「好き」ということは、対象の好きなものに心が傾注し、執着し、やがて心が奪われていくことになります。

「楽しむ」ということは、対象を自分の心の中に集中させていくことで、精神が統一された形となります。

「好き」は傾注。「楽しむ」は集中。

この傾注と集中には違いがあります。「心がとらわれるか、とらわれないか」という違いです。

傾注は心が対象によってとらわれるのであり、集中は心が対象をとらえるのです。それゆえ、傾注は自分を失うことがありますが、集中は自分を生かすことになります。

それゆえ、「好む」ということ以上に、「楽しむ」ということは大事なことにつながっていくのです。

楽しむことのできる人、楽しみを持てる人は楽しい人です。しかし、その楽しみは、楽しい環境の中で楽しいことをしているときに楽しむ、という楽しみと異なるものです。『菜根譚』(中国の処世哲学書)に、「楽処の楽は真の楽ではない。苦中に楽しみを得てこそ、はじめて心と体に真の働きを見ることができる」という意味の言葉があります。ここでいう〝真の楽〟こそ、私たちが大事にしようとしている本当の楽しみということです。そしてそういう楽しみを知っている人が、他人に楽しみを伝え、他人を楽しくさせることができるのです。

自分の人生において、運を開くことは、まず自分が〝福の神〟になること。決して自分を悲劇の神や、貧乏神にしてはならないのです。

そのためには、断じて心の中に悲しみや不安などの消極的なものを呼びこまないこと。福の神は、楽しみの波動に同期するのです。

天風先生は言っています。

「楽しいという心のあるときには、辛い、苦しいという心は同居しないんだ」

と。そして天風先生はいつも、苦しいことや悩みごとをあえて楽しみに切り替えていく〝心の強さ〟を強調されています。

苦を楽にし、悩みすらを楽しみにしていくという心の力と勇気を、常に自分の中に意識していくことが大切です。

そこから人生を楽しむという心の輝きが生まれてくるのです。

11 苦しみを楽しみに変える心の強さ【扁桃核】

「あの人といると楽しい」「あの人といると楽しくない」という違いはどこからくるのでしょうか。

それは、好き嫌いの脳「扁桃核」の働きです。

一つの目的に向かって信念を持って頑張っている姿は、尊く美しいものです。しかし、同じ頑張るのでも、他人に強いられ、嫌々ながら頑張るのは、見ていても疲れてしまいます。

学問でも仕事でも、それは決して遊びではない以上、それなりの苦労があり苦心があります。けれど、津々たる興味をもって、むしろ楽しむように時間を忘れて取りかかっていけば、かえって苦労すればするほどに、目も輝き、生き生きと力がみなぎって、美しくさえ見えるものです。

このような人に、人はついていくのです。

反対に、不平不満で面白くないと思い続けている人は、その思いが自然と態度や表情（大脳基底核）に現れ、周囲の人たちにまで、その雰囲気を蔓延させてしまうことになります。

一緒に食事をするにも、その人が一緒だと何となく明るく楽しくなることもあれば、その人が一緒にいるために雰囲気がよどんで食事もまずくなる、ということがあります。ふつう私たちは、特別に意図することがないかぎり、楽しくない人とすすんで同席することはありません。同じ時間を過ごすなら楽しい人といる方が、目の前が明るくなり、希望も広がり、力が湧いてくるというものです。

こうなると、楽しくさせてくれる人はいつも人に呼ばれ、面白くもない人には誰からも声がかからなくなります。

こうして、楽しい人の周りにはいつも人が集まり、楽しくない人の周りには人が集まらなくなります。楽しくない人に、もし人が集まるとしたら、それは何か特別な意図があると見ていいでしょう。

結局、楽しい人というのは、「いかなる場合にも、自らを楽しむことのできる心の強い人」ということです。そしてこのような人は、交際範囲も広くなり、豊かな人間関係を持つことになるのです。それはとりもなおさず、豊かなネットワークを持つということです。豊かな情報源を持っていると、行動の選択に無駄がなく、それだけに成功実現の機会に恵まれます。「類は友を呼ぶ」――その勢いに乗って、成功者はますます成功の機会に恵まれますが、一方で、不成功者はますます失敗の確率を高くしていくことになるのです。

12 志あれば判断誤ることなし

「決定は常に仮設である」と言います。

決定は、決定を生み出す基盤や基準が変われば、変わるものであり、また変えるべきなのです。

一度決めたら金輪際変えるべきでないと、固執する人がいます。そういう人は、頑《かたく》なに守ることが「信念」だと勘違いをしているのです。それは信念ではなく、「執念」であり、これが嵩じてくると怨念のような形相を帯びてくることもあります。

時勢の動きが、しばしば比喩的に潮流という言葉で表現されます。

その流れの中で、ときどき勢いに乗った小さな渦を見ることがあります。そこにエネルギーの高まりが発生します。

その高まりを私たちは「気運」と呼んでいます。

この気運を生かすか生かさないか、それには、タイミングも大切です。

しかし、小さな渦を見ている自分自身が、実はもっと大きな渦の中にいるのかもしれません。

かつて孔子が『論語』の中で言っていたように、ひとつの川の流れをみても、昔から時を超えて流れ続けている変わらざる川の姿と、そこにおける瞬時も同じでない行く川の水の流れの変幻極まりなき姿があります。この変わらざる川の姿、時々刻々と変化していく川の姿、その両方とも同じ川の姿なのです。

つまり、「目のつけどころ」をどこに置くかによって、判断の内容も変わってくるということです。

そしてこの目のつけどころは、「心の置きどころ」によっても変わってきます。

ドーパミン、ノルアドレナリンもセロトニンも、同じです。

心を目先の利益に置くか、もっと先の方に置くか、小欲に心を奪われるか、大欲に志を抱くか――これらで、その結果は大いに異なってきます。

心に志あらば、目はおのずから中庸に立ち、決して片寄ることはない。そのとき大地に横たう川の姿と、その行く川の水の流れとが同時に目に入る――。

孔子の言う「変わらざるものと変わりゆくもの」の二つの姿を見ることができたとき、私たちは時代の潮流を生かして、気運に乗り、それを自らの勝ち運にもっていくことも可能となるのです。

「やる気・快感サーキット」も同じです。

天風哲学の本質は、「一人ひとりが真人生の建設を通して、人の世に役立つ自己の完成」にあります。

健康においても、仕事においても、企業においても、真の実業の道を通して、人の世に役立つ役割を全うすることが望まれるのです。

変わるものと変わざるもの、変えてはならぬものと変えていかなければならぬものをよく見極めて、右でも左でもなく、真ん中一本、誠一本の道を堂々と行けるように、常に自分の足場の依って立つ基盤をしっかりと踏みしめておきたいものです。

そしてマイナスの「もし」を持たないようにしなければなりません。

たとえば「もしこうなったら困る」「もしこうなったらどうしよう」「もしこうなったら一大事」……という意識を持つと、不快系の興奮がおき、ますます後追い意識となり、すべてが後手後手にまわって、結局は、つまらない精力の無駄遣いになってしまいます。

まして、内緒事や隠し事など姑息な手段などは、もってのほかです。

天風先生は、常に「正義の実行」ということをおっしゃっています。

清く正しく尊く、正直、親切、愉快がいいのです。

13 怖れと悲しみを喜びに転ずる

人生では、様々な重要決定を迫られるときがあります。その対応は、立場によって変化します。

例えば、ビジネスの社会で考えてみましょう。

課長は、最終決定で、右へ行くべきか、左へ行くべきかを迷ったときには、上司である部長に下駄を預けます。部長がまた迷えば、最終決定を重役に持っていきます。取締役たちがそれに迷うと、今度は副社長に持っていきます。そうして副社長も迷ったときには、社長に持っていきます。

そして社長は――迷っても、もうどこにも持っていきようがありません。

結局、最終の意思決定は社長がせざるを得ないのです。そしてその全責任は、社長が負わなくてはなりません。そうなると、社長と副社長の間には、「副」という字がついているのかいないのかだけでなく、もっと大きく天地の差があることになります。

副社長は「どうしますか？」と下駄を社長に預けることができます。けれど、社長は誰にも下駄を預けられません。社長は、組織のトップは、日々の、あるいは重要な意思決定については、自分が常に全責任をとらなくてはならない立場にあるのです。責任重大なのです。

ビジネスをはじめ、組織社会ではこのように、いたって単純な責任の構図があります。何かあるとひたすら責任逃れをしようとするトップも現実にはいるのですが、すべての責任は本来、トップに帰属するものなのです。

ここでビジネスの社会から、人間に目を転じてみましょう。

様々な意思決定の場で、人はつい〝怖れ〟の気持ちを抱くことがあります。しかし最終決定者が、その都度怖れを抱いていたのでは、適切な決定ができるわけがありません。

脳内のシステムでも、脳内伝達ホルモンの動きをみても、ちょっとしたホルモン・バランスの狂いが、いとも簡単に、一瞬にして（150ミリ／秒）狂ってしまう——それくらい精緻でデリケートな世界で、トップの前頭前野は責任重大です。怖れている間なんてありません。瞬時に適切な判断が求められます。

そのためには、トップは、必要な情報を常に持っていなければなりません。実態を知らないと、「幽霊の正体見たり枯れ尾花」ともなりかねません。

そこで、物事の実態の情報を日頃から的確に持ち、実態を十分認識したうえ（扁桃体・側坐核）で、それに対するリスク・コントロールを、事前に十分に行っておく必要があります。

こうして不測事態対応の事前管理を行うことによって、将来に対する怖れ・不安をなくしていくべきなのです。

ここでの「怖れをなくす」「怖れるな」は、猪突猛進せよということではありません。起こり得るあらゆる可能性に対して事前に十分手を尽くしたうえで、自分の信ずる道を断固行う、ということです。

十分に手を尽くすとは、不測の事態を想定して手を打つことであり、さらに回避できなかった場合の対策をも立てておくことです。つまり、事前の準備を十分にしておくということです。トップは、十分な準備の上に立ち、可能性を検討し、行動するという意思決定のルールやシステムを常に自分の中に持つようにしなければなりません。

難しいように感じるかもしれませんが、そのように脳を十分鍛えることができるのです。

人生には、成功もあれば失敗もあります。勝ち運を求めながら負け運に出くわすこともあります。予期に反した失敗や敗北は〝悲しみ〟を誘います。しかし、どんな人でもいつも勝ち運とは限りませんし、またいつも負け運とも限りません。勝負は時の運なのです。

そこで大事なのは、運を常に勝ちに転換していくということです。過ぎ去ったもの、起きてしまったことを変えることはできません。起きつつあることに対しても、すでに手遅れです。

私たちが変えることができるのは、唯一、「これから起きること」に対してだけです。

ということは、すでに起きてしまったものについては、いくら悲しんでも（不安回路が全開してしまう）改善されることはありません。

しかし、過去の過ち、ミスも、それに気づいたときから「償う」ことはできるのです。

悲しみを振り払い、過ち、ミスを、次なる行動の「不測事態対応の事前準備」に活かせばよいのです。

要は、天風先生が言われるように「悲しみを喜びに転じていく心の強さを持つこと」が大切、ということ。

側坐核も青班核も同じノルアドレナリンということを思い出してください。どんな場合にも、「怒らず、怖れず、悲しまず」。堂々としてその光と熱を信じていきたものです。

部下（視床下部、視床、扁桃核、海馬、大脳辺縁系 etc）は常に上司（前頭前野）の態度と表情を見ています。

「どうしますか?」と部下に問われたとき、上司が「さて、困った」という顔を見せるか、「大丈夫だ!」という顔を見せるかによって、組織全体のグループ・ダイナミズムが大きく変わっていきます。

輝きと熱意を呼びおこすかどうか——その責任は、責任者たるあなたにあるのです。

14 心の情味を失わずに生きる

精神医学者であった故斎藤茂太さんは、ボケないためのいろいろな方法を考えました。そして、ボケないために一番良い方法は「感動の心を持つことだ」と言われました。

「感動」は、深く感じ入って、心が揺さぶり動かされるだけでなく、体全体がエキサイトします。精神の興奮の波が、肉体の生理にまで強烈な共鳴現象を引き起こします。

そしてその波がおさまるとき、深い喜びを残してくれます。まさしく「やる気・快感サーキット」にスイッチ・オンです。

肉体的には、笑いと同じような、しかし笑いよりももっと深層にまで浸透していくダイナミズムがあります。そして、精神的には、その喜びは感謝の喜びと重なり、大脳新皮質からのフィードバックが得られます。

感動は、その対象との出会いに対する深い感謝のときめきを表現します。

つまり、感動は、「有難い」と思う心なのです。自分のためになる予期しなかった行為を示されたときの、心の表現です。有難いから、「もったいない」になり、それが畏敬の念にまで達すると、信仰にまでつながっていくことになります。

このような感謝の心を持つか持たないかで、自分も周りもずいぶん違ってきます。

例えば、夕焼けを見て心から「きれいだな。美しいな」と感じ入って言うか、ただ「ウン、きれい」と呟くかによって、心の動きは全く違ってきますね。

外出先から会社に戻り、部下がお茶を出してくれても、たいていの人は、それを毎日のように当たり前のこととして決まって黙って飲むかもしれません。

しかしここで、想像してみてください。

もしあなたが一言、「なんておいしいお茶だろう」と言えば、お茶を入れた人の心をどれだけ和ませることでしょう。

「ありがとう」の一言だけでも、その人の生きざまがはっきりとわかります。

怒って過ごすのも泣いて過ごすのも一生。心から感謝して生きた方が得か、冷静に覚めて生きた方が得か。おのずから答えはひとつです。

斎藤茂太さんのお父様、歌人であり精神科医でもあった斎藤茂吉さんは「いいものの前には、まず感動したような面持でもするがいい」と言っていました。

美しいものには、本当に心から「美しい」と言いたい。そのためには、本当に美しいものに、本当に心を許してその美しさに酔う心の情味を失いたくないものです。

心から感動することは、生命エネルギーを共振することであり、それは同時に心身への艶やかさを増すものとなります。

ですから、感動する心を持つということは、生命の樹に水を注ぐようなもの。感動する心は、生命のみずみずしさを呼び誘うのです。それゆえに感動することは、心の自己治癒力、体の自然治癒力までも活性化させることになるのです。

感動する心を失ったとき、心は「老化した卵」に等しいと言えるでしょう。

そうであるなら、偉大な人類の行為だけでなく、どんな些細な小さな野の花の表情の動きに対しても、素直に尊び、素直に感動する心、感動してみる心、いや感動してみせる心まで持ちたいものです。

だれしも、かつて若かりし頃には、箸を落としても笑い転げ、目の前に散る桐の一葉にも心を奪われた青春の一頁を持ち合わせているはずです。

あの日、あのときの、朝露の光にも似たみずみずしい心の感応のまなざしは、いつまでも心の奥の青春の不滅の灯として絶やしたくないものです。

心から感動することのできる人に共通しているのは、おかしいときに心から笑うことができるということ。

愉快なことがあっても、おかしいことがあっても、黙って笑わない人がいる。おかしければワッハッハッと笑い、愉快だったらワッハッハッと喜ぶ人の方が、感動する心を持っていると言えます。そういう人たちは心の情味がある人です。

天風先生は、こうおっしゃられています。

「生きることの努力のみに追われ、生活の中の情味を味わわないと、真の生きがいというものを感じなくなる」

――と。

15 エネルギーの出し惜しみをしない

千利休の弟子である山上宗二の言葉に「一期一会《いちごいちえ》」というのがあります。

この一瞬のたったひとときの出会いを、一生に一回限りの貴重なひとときとしてとらえるという意味です。

そこに自分の全エネルギーを注ぎ込むということの尊さがあります。それはまた対象と一体になった純粋さであり、真摯な祈りにも似たものです。

天風先生は、

「何事を為すにも、ハッキリした気持ちで取り掛かれ」

と言っています。

慣れていないことをするときには誰しも、不安に襲われがちです。逆に、慣れていることをするときには、ついつい油断が生じてしまいます。そして、興味のないこと、面白くもないことをするときには、どうにも気が乗らないことも……。

そして、とらわれたりこだわったりしているとき、あるいは、気が散って落ち着きをなくしているとき、心が消極的になっているとき——。

こんなときこそ、事故やトラブルを起こしやすいのです。そして、そういうときに、心と体に病気や不運の種をまくことになるのです。

しかし、どんなに些細なことでも、自分が心に決めて行動する以上は、ハッキリした気持ちで真剣に取り組まなければなりません。

真剣に打ちこむとき、生命のエネルギーは光を放ちます。そこには闇は存在しません。

明るく朗らかに、生き生きと、勇ましい波動が発散するのです。

常に一期一会の気持ちで、やる以上はいつも全力投球していくことが大事です。全力投球するからこそ、出し切ったあとに新しいエネルギーがどっと入ってくるのです。勝ち運を呼ぶ力はこうして、毎日みずみずしく満たされていくのです。

よくエネルギーを出し惜しみする人がいます。また、エネルギーを出し惜しみしたほうが得だと考えている人も少なくありません。一方で、無駄なエネルギーを使っている人もいます。

けれど、エネルギーの出し惜しみもしてはいけませんし、エネルギーの無駄遣いも慎まなければなりません。

天風先生は、人のためになることを行うとき、それが人を救うとわかったとき、全身全霊を傾けて、ひたむきに、全力投球するよう諭されました。力と勇気と信念をもって、自分が火となり光となって相手に注いでいくこと――と。

力も勇気も信念も、それは決して「モノ」ではありません。モノでない以上、それはどんなに使っても減ることはありません。

これらは使えば使うほど、練れば練るほど、磨けば磨くほどに、その輝きを増します。

脳内伝達ホルモンのエンドルフィン、ドーパミン、ノルアドレナリン、セロトニンも永遠に分泌されます。

それゆえ、「やる気・快感サーキット」も、全力疾走できるのです。

その心から泉のように湧き出る力、勇気と信念が、いつも新鮮に注がれるのです。

人を助け、人のために尽くすということ自体が、そのまま自分自身の助けとなり、救いにつながります。愛のアウトプットは、そのひたむきな純粋さゆえ、そのまま愛のインプットとなって返ってくるのです。

全力を出し切ったら、心も体も空っぽになります。力を出し切ったら、夜はぐっすりと眠れます。

夜空の月の光は、絹のとばりのように滑らかにやさしく包んでくれます。輝く星たちは、パチパチと新しいエネルギーの火花を、心と体に散華のように一晩中注いでくれるでしょう。

そうして夜が明ければ、太陽があります。新鮮な空いっぱいに広がっている、新しい太陽による新しいエネルギー。そのエネルギーが、空っぽの心と体の中に、怒涛のように入ってきます。

こうして、私たちは、この大宇宙、大自然の壮大な贈物を存分に頂けるのです。

「日に新たに、日々に新たに」、大宇宙の活力を、毎日「五臓六腑はもちろん、四肢末端に至るまで」、存分に頂くのです。それを信じることの喜びと誇りを持つことの幸福を、天風哲学を通して学んでください。

もしも空っぽにしきれないでいると、いくつもの古いものが堆積され、結果的には古いものだらけになってしまいます。

一方で、古いものを出し切り、空っぽになれば、あとは新しいものが入ってくるしかないのです――自然に、元来、私たちはもともとそのようにできているはずです。

ですから、出し切ることに見返りは求めないこと。大宇宙が、大自然が、いつも公平に与えてくれるからです。

私たちが自分の生命に輝きを持たせようとするならば、生命のエネルギーを出し惜しみして滞留させることなく、一期一会で出し切り、どんな些細なことでも全力投球していくことです。

それによって常に、新鮮な生命の流れを起こせるようにしたいものです。

16 回り道をせず本物を求めよう

天風先生も、

「鉛は鉛、金は金。鉛に金メッキをして〝俺は金だ〟というような顔をしなさんな」と、厳しく諭されているように、私たちは常に、「本物」を求めなければなりません。

そして、限られた人生の中で本物を求めるためには、あくまでも本物だけを求めることが大事です。知らなくてもいいものを知ろうとしてみたり、持たなくてもいいお荷物を持とうとしたりというような回り道をすることを、天風先生は強く戒められています。

例えば、病気のことにやたらと詳しい人がいます。どういう症状が出ればどんな病気かと、医者も驚くほどよく知っています。そして周りの人たちにとくとくと説明しては、不安に陥れています。しかしいくら病気の説明ができても、それで病気が治ることはありません。

このような人は、診察中、「具合が悪い」という症状をつぶさに説明し、くり返しくり返し「具合が悪い」ことを訴えます。けれど、具合が悪いことだけを訴えたところで、実際に体の具合がよくなることはあり得ません。どうすれば回復する方向に進むのかを考えてはくれません。

最近は、インターネットの普及で、最新の治療、薬を自分で探し出しては、「こういう治療や薬もあるので、これで治してほしい」などと、誤った治療を望む人が増えました。具合が悪いと言っているのを聞いてくれない、望んだ治療をしてくれないと頑固に言い張ってキレてしまう人が、本当に多くなりました。

こういう人たちは、知識や情報だけをため込むだけため込み、要らぬ知識や情報に振り回されて、要らぬ不満だけを募らせて、無駄なエネルギーを使っているといってもいいでしょう。

ある有名な受験予備校のコピーに、「□《しかく》い頭を、○《まる》して考えよう」というのがありますが、実にいいコピーですね。

こうした例に限らず、私たちは気をつけないと、持たなくてもいいものを持ち、知らなくてもいいことを知っているということがままあります。自分の現状をよく見つめ、エネルギーの無駄遣いをしないよう、心がけなければなりません。

「英雄豪傑色を好む（視床下部）」と言われるように、精力が生命力にとって非常に大事なことはもちろんですが、その大切なエネルギーを何に、どんなことに使うのか――。問われるのは、そこです。消費に費やすのか、生産に費やすのかによって、その人の人生に大きな差が出てきます。

生命力のエネルギーは、自分の人生に一歩一歩プラスになるように、生産的に使うべきです。

一歩前進で一歩後退すれば、元の木阿弥です。二歩前進で一歩後退ならば、結果的には前進となりますが、一歩後退するエネルギーを考えれば、一歩前進、一歩前進が最も効率よく理想的なのです。

小さい歩幅でいいですから、確実に、無駄のない前進を一歩ずつしていく方が、効率が良いことは言うまでもありません。

こうして一つひとつ、元気と根気を自分の中に植えつけていく行為が肝要なのです。

17 願望を心のスクリーンに描こう

理想を実現しようというときには、自分の理想とするものを抽象的に描くのではなく、具体的に目に見えるような形でありありと自分の心に描くことが大切です。

それには、自分の心の中にスクリーンを持つことです。自分が静かに目をつぶったときに、自分の心の中のスクリーンに自分の思ったことを映し出してみることです。

心のスクリーンなら、一個のリンゴを大きく画面いっぱいに映し出すこともできれば、宇宙に浮かんで、自転しながら太陽の周りを公転している地球の姿も、同じスクリーンに映し出すことができます。心に描いた思いのままを映し出せるのです。

例えば、夏の暑い日に、海辺で子供たちが棒を持ってスイカ割りをしているシーンを思い浮かべてみてください。

スイカをポーンと割ると、濃い緑の皮が裂け、中から真赤な果肉が出てきて、黒い種が点々として、みずみずしい果汁がしたたり落ちるところを誰でも想像できると思います。そのときには、誰でも心の中のスクリーンにその絵が描かれているはずです。

もう少し具体的なもので描いてみましょう。

果物屋の前を通ったときに、オレンジ色のミカンがあり、黄色いレモンがあり、柿があり、栗があり、秋の味覚がいっぱいあります。そのとき「レモン」といって同時にキュウリを思い出すということはあり得ないですね。「レモン」といえば「レモン」を思い出すはずです。「レモン」を思い出さないでください。これは無理ですね。

そしてレモンをスパッと切れば、水分をたくさん含んだみずみずしい切り口が見えるはずです。それは、目をあけていてもつむっていても、見えます。なぜかといえば、心のスクリーンにその映像が映っているからです。

さらに、みずみずしいレモンの切り口を、鼻の近くにもってくることも可能です。すると、何となくレモンの香りがするような気がしますね。

次に、そのレモンをガリッと噛んでみましょう。

口の中の両側からジワーッと唾が出てくる感じになります。実際に出てくる人もいます。これは大変なことなのです。

心に思い、それを心のスクリーンに映し出して、そこへ主観的にでも感覚を投入してみると、内的な体験が実際の肉体に影響を与えて、知らず知らずのうちに、現実体験としてシンクロナイズされてくるのです。

こうして経験を積めば、単に想像したものでも、ありありと、実際に目で見たようにはっきりと心のスクリーンに映し出すことが容易になります。このように、単なる想像の産物でも、心に描いたことがありありと目で見たように映し出されるということは、それによって心の内なる世界が大きく広がったことになります。

心のスクリーンに描いた映像は、その映像によってさらに自分の脳の奥深くに伝達され、刷り込まれ、潜在意識の貯蔵庫に登録されることになります。

その結果、潜在意識の働きの力を、私たちは必要なときにいつでも、問題解決の役に立たせることができるのです。

このように、心のスクリーンは、心の中の映像を見るだけでなく、心のスクリーンに対する意識的な活用によって、自分の内的世界を拡大し、心の潜勢力となって現実の問題解決にまで、その効力を発揮させることができるのです。

また、心のスクリーンに映像を描くということは、発想の源泉といわれる右脳そのものを活性化させることにつながります。

ふと心に思ったことは、また次の瞬間、泡のようにふと消えてしまいます。しかし、ふと思ったことを心のスクリーンに投影してみましょう。すると、そこには具体的な姿が内的現実として見えてきます。

そうすると、私たちは容易に情感をもって見ることができます。情感が伴えば、見れば見るほどにありありとした姿が映し出されます。

昔から言われているように、イメージ、情感が加わったときに強烈な潜勢力を発揮するものなのです。

18 輝いているイメージの瞑想を

「鉄なお断つべき政宗の名刀といえども、手入れしなければ錆び落ちる」

――と言われるように、どんなに優れた機械といえども錆びてしまえば、いくら油を注いでも動きません。まず、錆を落とさなければなりません。

人間も同じです。

人間も心の錆を落とすために、常に自己研磨が必要です。自己の生命の輝きを得るためには自分自身が輝いていなければなりません。それには、不断の努力が必要です。いくらすぐれた頭脳を持っていても、「やる気・快感サーキット」の断線が起きてしまえば、神経回路が駆動せず、興奮が得られません。

天風先生は、「安定打坐法」を説き、自らも行じられました。つまり心の光を持つためには瞑想しながら、やはり自分が輝いているイメージを瞑想の中でしっかりと描くことです。

アメリカのサイコ・オリエントロジーの創建者であるホセ・シルバー博士（シルバー・メソッド『強く願えば奇跡は起こる！』『自分を変える七日間』B・ゴールドマン／清水榮一訳、三笠書房）は、次のような説を発表しています。

「瞑想するときには、脳からアルファ波が出る。このアルファ波は一〇ヘルツのとき、最も機能性が高まる。一方、大気の上層にある電離層の平均的な電磁波も一〇ヘルツ。瞑想状態になると電離層と同調するのではないか」

――と言うのが、シルバー博士の仮説ですが、NASAにも同様の報告がありました。

これを天風先生流に言えば、宇宙エネルギーと生命エネルギーが同調するのは一〇ヘルツということになります。あくまでも仮説ですが、非常に説得力のあるものではないでしょうか。

宇宙エネルギーが充満すると、ホルモンの分泌や自律神経、内臓の様々な働きが活発になります。脳内モルヒネ「エンドルフィン」が分泌しやすくなるからです。

ですから、日常の瞑想、あるいは黙想行を通じ、自分自身が輝いているイメージをしっかりと植えつけておくことが大切です。

そして少なくとも、昨日よりは今日、今日より明日と、常に自分自身を実感できる一日一日を作っていくことです。そのためには、夜寝るときには、「明日は今日よりももっとよくなる」と心に念ずることです。そして、それが楽しみで嬉しくて眠れないほどの明日を期待しながら、感謝と喜びをもってぐっすりと眠ることです。

輝いている自分をイメージしながら、人生の真理に立脚した形で、自分の生命力の輝きある生き方を求めていく――。

ここで「人生の真理に立脚した形」とは、生命の歴史が私たちに示しているように、常に絶えざる進化と向上で生き続けるという生命の姿の実相に合わせた、自分の合わせ鏡の生きざまを生かしていくことです。

ついうっかりと、自分の生命に錆やカビを生えさせてはいけません。

「自分の生命力の全部を、毎日根こそぎ使って生きているか？」

とは、思わずハッとする天風先生のお言葉ですね。

確かに、日に新たに、日々に新たに「私はますます良くなっていく」という方向での生命の魅力を輝かせて生きたいものです。

人として、霊長類のトップランナーとして、私たちは、日々新たな魅力作りをゆめゆめおろそかにしてはなりません。自己の生命の輝きが、あらゆる行動につながっていってほしいものです。

「自分はあくまでも心の主心である。鏡が曇っておれば、物は完全には映らない。まず、あなた自身が曇りをとることである」

天風先生の無上の至言です。

あとがき

人間といえども、動物です。本能のままに生きて、生かされているのです。野生の動物は、自然の法則のまま生きていて、医者など必要としていません。昔のディズニー映画で、オオカミが前腕を骨折し、その前腕を泥でかため何日も動かないでいたのが印象的でした。当然、餌も取ることができません。飢餓状態です。自然治癒力が増すのです。自然の理にかなっているのです。

では、霊長類のトップランナーの「人間」は？

人間の体は、治るように設計されているのです。

人には自然治癒力、自己治癒力に潜在能力がそなわっているのです。

痛みや身体の症状は、人に異常を示すメッセージを伝えてくれているし、治癒反応なのです。咳をするのも、下痢をするのも、異物を体外へ出してくれているのです。

文明が進歩し、夏はクーラー、冬は暖房、食事は何不自由なく摂れ、人類が進化・向上するための本能が機能不全を起こしてしまいました。

日本人の死因のトップ三は、ガン、心臓病に脳卒中です。

ガン、肺炎をはじめ感染症、アレルギー性疾患は、免疫能の変調からきています。環境に適応させるということは人間には便利なことでしたが、それも度を越すと、からだを変え、その弱体化させてしまった結果です。

心臓疾患に、脳卒中は、まじめで、働きすぎのストレスです。痛みとか身体症状をストレスと感じ、医学が進歩したという誤情報を鵜呑みし、安易に手取り早くと、「医薬品」にたよってしまう。医薬品が効いたから、「治った」と感じ、自分のもっている自然治癒力を忘れてしまっています。「医者が出したクスリが効かない」からサプリメントです。根本の「ストレス」を解消せずに、力ずくで、生命が発する小さなメッセージに、耳を傾けないのでは駄目なのです。初期治療、いわゆる対症療法が著効を示すということを患者さんも医師も「良かったですね」で延々と対症療法を続けてしまいます。医薬品に対する依存、妄信はいけません。

痛みや病気は、自然治癒力、自己治癒力、潜在能力が治しているのです。痛みや病気のメカニズムを知る。それには人類が生存のための能力がどうなっているのか、そして現在では、どう反応しているのか、脳科学、心の科学、栄養という面をひとつひとつ考え、今後すすむ脳科学、治療学をふまえ、根本のストレスを解消する、対処する本当のHow to doを示したつもりです。

「病気になったら、感謝しろ」という本当の意味に気づいてもらえたら、幸いだと思い、ラブ・レターも読書感想文も書いたことがない筆不精のつたない文章には、目をつぶって、「治らない理由」の深層に、「心の目」を使って対処してください。

「心の欲求に応じ、脳は痛みや病気を作る」のです。単なる認識では不十分で、しっかり理解しなければならない。

そして、「脳が病気を治す」のです。「心が変われば、脳は変わる」のです。

「心の主人公」になってください。

最後に、医療を良くするのも、悪くするのもあなたなのです。あなたの源氣をサポートする「医者」を作るのもあなたです。

将来的に、医療で生きのこれるのは、外科医と歯科医だけという思いで頑張っています。われわれ、医療人ができること、「自発的治癒力」を阻害するものに対処する、手の外科のように人間にしかできない手術、壊れてしまった関節を人工関節にする、おいしく食べられるような歯科医院は大切です。

これら外科医不足が、誤った医療政策によって崩壊寸前です。すぐれた外科医を作るのに、最低一五年かかります。もう、待っている余裕はありません。だって、外科医が息子に、「外科医、産科医、小児科になりたかったらアメリカに行け」です。

医療自体が、病んでしまったのです。

日本を源氣にしたい、世界を源氣にしたいのです。

ここまで、言い切れるのは、「天風哲学」というバック・ボーンがあり、清水榮一師匠がいたからです。

もうひとつお願いがあります。優秀な外科医を作るのには、優秀なスバラしい技術と心をもった師匠が必要です。医局制度を復活させたいです。

「この師匠のためなら、死ねる」という覚悟ができます。この場をかりて、故井上駿一先生、清水榮一先生に「感謝です」。

「ありがとうございます」

最後になってしまいましたが、本書の制作・発刊に際し、陰になり日なたになりお世話いただいたＫＫロングセラーズの真船美保子社長に心より深く感謝の意を表したいと思います。また、この落語（伍？）医者に真剣につきあってもらった富田志乃氏に感謝、感謝です。

伊藤　豊

【参考文献】

●安保徹
「免疫革命」 講談社インターナショナル
「病気は自分で治す」 新潮社
「こうすれば病気は治る」 新潮選書
「自律神経と免疫の法則」 三和書籍
その他多数
●大木幸介
「脳内麻薬と頭の健康」 講談社ブルーバックス
「やる気を生む脳科学」 講談社ブルーバックス
「脳がここまでわかってきた」 カッパ・ブックス
●貝谷久宣
「脳内不安物質」 講談社ブルーバックス
●有田秀穂
「セロトニン欠乏脳」 日本放送出版協会
●川島隆太
「五分間活脳法」 大和書房
「脳のなんでも小事典」 技術評論社
●生田哲
「脳と心をあやつる物質」 講談社ブルーバックス
●若杉文吉
「星状神経節ブロック療法」 マキノ出版
●清水榮一
「心の力」 PHP研究所
「絶対積極の心」 大和書房
「中村天風 もっと強くなれ、必ずそうなれる」 三笠書房
「中村天風に学ぶ絶対積極の言葉」 KKロングセラーズ
「今がその時」 PHP研究所
「強く願えば奇跡が起こる」 三笠書房
「自分を変える七日間」 三笠書房

- 中村天風
  「成功の実現」 日本経営合理化協会出版局
  「心に成功の炎を」 日本経営合理化協会出版局
  「盛大な人生」 日本経営合理化協会出版局
  「叡智のひびき」 講談社
  「真理のひびき」 講談社
- ジョン・サーノ
  「ヒーリング・バックペイン」 春秋社
  「心はなぜ腰痛を選ぶのか」 春秋社
- スコット・フィッシュマン
  「心と身体の『痛み学』」 原書房
- フランク・ヴァートシック
  「この痛みから解放されたい」 草思社
- ジョセフ・ルドゥー
  「シナプスが人格をつくる」 みすず書房
- ジェフリー・M・シュウォーツ
  「心が脳を変える」 サンマーク出版
- D・ラディン
  「医者も知らない亜麻仁油パワー」 中央アート出版社
- J・フィネガン
  「危険な油が病気を起こしてる」 オフィス今村
- 前野隆司
  「錯覚する脳」 筑摩書房
  「脳はなぜ『心』を作ったのか」 筑摩書房
- ダニエル・J・シーガル
  「脳をみる心、心をみる脳：
  マインドサイトによる新しいサイコセラピー」 星和書店
- 篠原菊紀
  「『しなやか脳』でストレスを消す技術」 幻冬舎
- 森下克也
  「薬なし、自分で治すパニック障害」 角川SSC新書
- 加藤諦三
  「『怒れない人』の心理」 PHP文庫

痛みは生命《いのち》のメッセージ

著　者　　伊藤　豊
発行者　　真船美保子
発行所　　KK ロングセラーズ
東京都新宿区高田馬場 2-1-2　〒 169-0075
電話（03）3204-5161（代）　振替 00120-7-145737
http://www.kklong.co.jp

印　刷　　太陽印刷工業（株）　製　本　（株）難波製本

落丁・乱丁はお取り替えいたします。※定価と発行日はカバーに表示してあります。

ISBN978-4-8454-2361-3　C0047　　Printed In Japan 2015